Jay S. Duker / Andre J. Witkin

Age-Related Macular Degeneration
Current Management

年龄相关性黄斑变性
最新诊断与治疗

主　编　〔美〕　杰伊·S.杜克
　　　　　　　　安德烈·J.威特金

主　译　　　　李　茅　万鹏霞　吴联群
副主译　　　　张跃红　叶向彧　刘清云
主　审　　　　卢　敏

U0339294

天津出版传媒集团

天津科技翻译出版有限公司

著作权合同登记号：图字：02－2016－66

图书在版编目（CIP）数据

年龄相关性黄斑变性：最新诊断与治疗/（美）杰
伊·S. 杜克（Jay S. Duker），（美）安德烈·J. 威特金
（Andre J. Witkin）主编；李茅，万鹏霞，吴联群主译.
—天津：天津科技翻译出版有限公司，2019.6
　　书名原文：Age-Related Macular Degeneration：
Current Management
　　ISBN 978－7－5433－3920－0

　　Ⅰ. ①年… Ⅱ. ①杰… ②安… ③李… ④万… ⑤吴
… Ⅲ. ①黄斑病变－诊疗 Ⅳ. ①R774.5

　　中国版本图书馆 CIP 数据核字（2019）第 051562 号

中文简体字版权属天津科技翻译出版有限公司。

授权单位：SLACK Incorporated
出　　　版：天津科技翻译出版有限公司
出 版 人：刘 庆
地　　　址：天津市南开区白堤路 244 号
邮政编码：300192
电　　　话：(022)87894896
传　　　真：(022)87895650
网　　　址：www.tsttpc.com
印　　　刷：北京博海升彩色印刷有限公司
发　　　行：全国新华书店
版本记录：890×1240　　32 开本　　6 印张　　200 千字
　　　　　　2019 年 6 月第 1 版　　2019 年 6 月第 1 次印刷
　　　　　　定价：78.00 元

（如发现印装问题，可与出版社调换）

主审简介

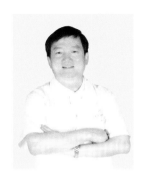

卢 敏　主任医师

广东医科大学教授,硕士研究生导师

东莞华厦眼科医院院长

三水华厦眼科医院院长

全国著名超乳带教专家

广东省劳动模范

佛山市人大代表

三水西南工匠、东莞最美医生称号

广东省基层医药学会眼科专委会副主任委员

中国医师学会中西医结合协会委员

广东医学会眼科分会委员

广东医师学会眼科分会委员

广东中西医结合学会眼科分会常委

广东视光学会理事

广东省眼健康协会常委

广东省医疗行业协会眼科学分会常委

佛山市眼科分会副主任委员

佛山医学会防盲学会副主任委员

致　意

　　小敏哥本是一个没心没肺的菜鸟,内心脆弱,外表坚强,却无比善良,一路上贵人相助,天时地利人和,但行好事莫问前程,授人玫瑰手有余香。出身平凡,但追求卓越,而立之年担任学科带头人并且义无反顾地步入超乳带教之路,搭平台,耗资源,用心良苦,乐在其中!我非常荣幸地带教了一大批来自全国各地的优秀学员,其中不乏一些拥有高学历、高智商、高情商的天才学霸,他(她)们业务精湛、思维开阔、重情重义、博学多才,极大地改变了我的人生轨迹!这部专著就是我曾经带教过的学生通力合作的成果,我将一直引以为荣,在此向他(她)们表达最诚挚的谢意!特别感谢南部战区总医院眼科全能邹玉平教授的友情奉献!最后与大家共勉:时间会顺流而下,带走曾经的艰辛与苦难;我们要逆水行舟,一路披荆斩棘奋勇向前。

主译简介

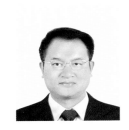

李茅　医学博士，主治医师。先后在中山大学中山眼科中心及复旦大学附属眼耳鼻喉科医院完成住院医师培训，2015年进入上海交通大学医学院附属第九人民医院眼科工作。2012至2014年在美国迈阿密大学Bascom Palmer眼科研究所及哈佛大学附属麻省眼耳医院(MEEI)完成访问学者及博士后研究工作。

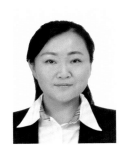

万鹏霞　医学博士，副主任医师，硕士研究生导师，中山大学附属第一医院眼科主任，广东省低视力康复技术指导中心副主任。主持国家自然科学基金及省市各级课题7项，近年发表论文30余篇，其中在SCI收录的国外专业学术期刊发表论文20余篇，参与编写眼科专业著作4部。

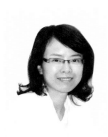

吴联群　复旦大学附属眼耳鼻喉科医院副主任医师，眼科学博士，主持国家自然科学基金项目等3项，以第一作者和通讯作者发表论文10篇，获得专利1项，参编专著3部。

副主译简介

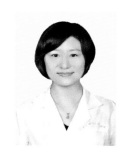

张跃红 广州市第一人民医院主任医师，医学博士，硕士研究生导师，广州市高层次人才（A 证）。获广东省科学技术一等奖 1 次，主持国家自然科学基金 1 项，以第一作者和通讯作者发表 SCI 论文 8 篇。

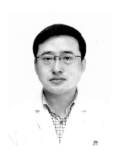

叶向彧 主任医师，眼科博士，现任福州眼科医院副院长，白内障科主任，中国医师协会眼科医师分会眼超声委员。目前已主持省、市级课题 7 项，获得市级科技进步奖 1 项，在国内外期刊发表学术论文 40 余篇，其中在 SCI 收录期刊发表论文 2 篇，主编专著 1 部。

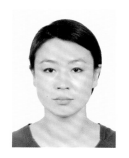

刘清云 主任医师，医学博士，美国加州大学旧金山分校博士后，多次在美国、瑞典等国学习。擅长各种复杂性白内障及玻璃体视网膜手术。

译者名单

主　译　李　茅　　万鹏霞　　吴联群

副主译　张跃红　　叶向彧　　刘清云

主　审　卢　敏

译　者　(按姓氏笔画排序)

万鹏霞　　叶向彧　　刘清云　　李　茅

李婧婧　　吴联群　　张　哲　　张钊填

张跃红　　罗中伶　　唐浩英

主编简介

杰伊·S.杜克(Jay S. Duker)博士是塔夫茨大学医学院、塔夫茨医学中心的眼科教授兼主席,同时也是波士顿塔夫茨医学中心新英格兰眼科中心的主任。杜克博士以优异的成绩毕业于费城杰斐逊医学院,获得医学学位。毕业后,他在波士顿贝丝以色列医院完成了内科实习,并完成了眼科住院医师、住院总医师训练,随后在费城的 Wills 眼科医院完成了视网膜和玻璃体专科医师训练。

杜克博士的主要研究方向包括眼后节成像、视网膜血管疾病以及眼后节给药。作为众多国立卫生研究所/国立眼科研究所以及麻省理工学院研究项目的共同研究者或主要研究者,他一直聚焦于上述领域的研究,其中包括光学相干断层扫描和一些 Ⅲ 期临床试验。杜克博士的临床方向为眼后段内科和外科疾病,其外科专长包括黄斑病、视网膜脱离、增生性玻璃体视网膜病变、糖尿病视网膜病变和眼内肿瘤。他发表了 180 多篇期刊文章,主编图书 3 部,参编 13 部。此外,杜克博士还广泛地在国内外讲学。他是 *Ophthalmic Surgery and Laser Therapy* 杂志的副主编之一,并且担任 *Review of Ophthalmology*、*Evidence-Based Eye Care* 以及 *Retina Today* 的编委。他还是 *Ophthalmology*、*American Journal of Ophthalmology*、*Archives of Ophthalmology*、*Ophthalmic Surgery and Lasers*、*Retina* 以及 *The New England Journal of Medicine* 等很多期刊的编审。杜克博士还荣获美国眼科学会荣誉奖和高级荣誉奖。

安德烈·J.威特金(Andre J. Witkin)博士出生于缅因州的沃特维尔。他曾就读于达特茅斯学院,以优异的生物学成绩获得学士学位。他于纽约市威尔康奈尔医学院获得医学博士学位,在波士顿塔夫茨医学中心新英格兰眼科中心完成住院医师训练。随后，他在费城Wills眼科医院做了为期两年的视网膜疾病和玻璃体视网膜手术专科医师培训工作。2012年,他加入波士顿塔夫茨医学中心新英格兰眼科中心,任助理教授。威特金博士对临床研究,特别是对视网膜成像领域特别感兴趣。他在同行评议的期刊上发表了30多篇文章,并在10多次全国眼科会议上发表了演讲。威特金博士目前是波士顿塔夫茨医学中心新英格兰眼科中心多项关于黄斑变性和中心性浆液性脉络膜视网膜病变的临床试验的主要研究者。

(唐浩英 译　李茅 审校)

编者名单

Anita Agarwal, MD (Chapter 1)
Professor of Ophthalmology
Retina, Vitreous, and Uveitis
Vanderbilt Eye Institute
Nashville, Tennessee

Sophie J. Bakri, MD (Chapter 5)
Professor of Ophthalmology
Mayo Clinic Department of Ophthalmology
Rochester, Minnesota

Christopher J. Brady, MD (Chapters 8, 9)
Retina Fellow
Wills Eye Hospital Retina Service
Philadelphia, Pennsylvania

Sunir J. Garg, MD, FACS (Chapter 4, Section 1)
Associate Professor of Ophthalmology
Mid Atlantic Retina
The Retina Service of Wills Eye Hospital
Thomas Jefferson University
Philadelphia, Pennsylvania

Roger A. Goldberg, MD, MBA (Chapter 10)
Ophthalmic Consultants of Boston
Tufts New England Eye Center
Boston, Massachusetts

Jeffrey S. Heier, MD (Chapter 10)
Ophthalmic Consultants of Boston
Boston, Massachusetts

S.K. Steven Houston III, MD (Chapter 4, Section 1)
Retina Fellow
Mid Atlantic Retina

The Retina Service of Wills Eye Hospital
Thomas Jefferson University
Philadelphia, Pennsylvania

Kapil G. Kapoor, MD (Chapter 5)
Assistant Professor of Ophthalmology
Eastern Virginia Medical School
Department of Ophthalmology
Wagner Macula & Retina Center
Virginia Beach, Virginia

Nora M.V. Laver, MD (Chapter 2)
Associate Professor of Ophthalmology and Pathology
Tufts University School of Medicine
Associate Clinical Professor of Oral and Maxillofacial Pathology
Tufts School of Dental Medicine
Boston, Massachusetts

Sana Nadeem, MBBS (Chapter 3)
Senior Registrar
Fauji Foundation Hospital
Rawalpindi, Pakistan

Llewelyn J. Rao, MD (Chapter 7)
Retina Associates of Cleveland
Cleveland, Ohio

Carl D. Regillo, MD (Chapter 9)
Director, Retina Service
Wills Eye Hospital
Professor of Ophthalmology
Thomas Jefferson University
Philadelphia, Pennsylvania

Elias Reichel, MD (Chapter 4, Section 3)
Professor of Ophthalmology
Director of the Vitreoretinal Diseases and
  Surgery Service
Department of Ophthalmology
Tufts Medical Center
Boston, Massachusetts

Philip J. Rosenfeld, MD, PhD (Chapter 6)
Bascom Palmer Eye Institute
University of Miami
Miller School of Medicine
Miami, Florida

Chirag P. Shah, MD, MPH (Chapter 8)
Ophthalmic Consultants of Boston
Boston, Massachusetts

Lawrence J. Singerman, MD, FACS
  (Chapter 7)
Retina Associates of Cleveland
Cleveland, Ohio

Mariana R. Thorell, MD (Chapter 6)
Bascom Palmer Eye Institute
University of Miami
Miller School of Medicine
Miami, Florida

Michael D. Tibbetts, MD (Chapter 4,
  Section 3)
Cape Coral Eye Center
Cape Coral, Florida

Nadia K. Waheed, MD, MPH (Chapter 3)
Assistant Professor Ophthalmology
Tufts University Medical School and the
  New England Eye Center
Boston, Massachusetts

中文版序言

年龄相关性黄斑变性(AMD)多发生于 45 岁以上人群,年龄越大发病率越高,是继白内障、青光眼之后,位居全球第三位的致盲眼病。据近年统计, 全球约有 2400 万 AMD 患者。我国目前约有 500 万 AMD 患者, 随着人口老龄化的进展,AMD 患者将迅速增加。众所周知,白内障盲可通过手术复明,青光眼盲大多数可通过早期诊断和治疗而预防,而 AMD 则不同,它是一种进行性的、难预防的、不可逆的致盲眼病。20 年前,由于缺乏特效疗法,眼科界对之望而兴叹,AMD 严重影响着中老年人的生活质量。

近 20 年来,随着光学相干断层扫描(OCT)技术的发展和抗血管内皮细胞生长因子(VEGF)药物的临床应用,年龄相关性黄斑变性的研究成为眼科界最热门、发展最快的领域之一。抗 VEGF 药物的使用,显现了治愈 AMD 的曙光,进一步刺激了眼科医生对 AMD 流行病学、发病学、病理学、诊断和治疗等各方面的兴趣,使得这些方面的知识飞速更新,日新月异。杰伊·S.杜克博士适时对 AMD 各方面的新知识进行了总结,完成了这本专著。我个人特别欣赏专著中关于对 AMD 临床表现、分型与病理学的对照,各种影像检查方法与评价,以及抗 VEGF 药物治疗方法与疗效评估等章节,就像是一位经验极其丰富的临床医生在介绍其亲身经历与体会,让人受益匪浅。

李茅、万鹏霞、吴联群等译者,本身就是在 AMD 方面有着丰富经验的专家,他们强强联手,及时将这部著作翻译成中文,这对 AMD 新知识在我国的快速推广应用,有着非常积极的作用。再加之卢敏院长以其渊博的学识、斐然的文采以及严谨的风格主审,使得本书不仅是一部重要的科技著作，还是一部言简意赅的文学作品。本书的出版，实是广大眼科工作者和 AMD 患者的福音。

邹玉平

2019 年 4 月

前　言

　　医学的发展延长了人类寿命,同时也使得人口老龄化问题日益突出。老年人的数量正以前所未有的速度快速增长。年龄相关性眼病, 如白内障、青光眼和年龄相关性黄斑变性 (age-related macular degeneration, AMD)等已变得越来越普遍。AMD 是发达国家 65 岁以上人群致盲的首要原因,虽然治疗手段越来越先进,但每年仍有很多患者因 AMD 失明。因此,对于眼科医生而言,熟知并掌握最前沿的 AMD 治疗方案是非常重要的。本书总结了目前 AMD 治疗方面的最新进展,希望能为医学院学生、实习生、住院医生、眼科医师和眼底病专家提供指南和参考。

　　本书的第 1 章总结了 AMD 发病的主要危险因素。虽然已经知道某些遗传和变异因素与 AMD 发病或进展有关, 但人们仍不清楚,为什么有些人容易罹患这种疾病,而另一些人却不会。而且人们也不清楚为什么这种疾病有那么多不同的临床表现类型。在第 2 和第 3 章,根据临床表现和组织病理学对 AMD 进行了分类,并对其病理生理学特征进行了深入探讨。我们也在第 3 章总结了与该疾病的进展密切相关的危险因素。

　　第 4 章总结了 AMD 诊断过程中应用的各种影像学检查技术。第 5 章介绍了一些容易与 AMD 混淆的其他黄斑疾病,这些疾病可以通过眼底表现、病史以及眼底图与 AMD 相鉴别。眼底荧光血管造影、吲哚菁绿眼底造影以及眼底照相均是诊断和治疗 AMD 的重要工具。近些年来,光学相干断层成像技术在 AMD 的诊治中被广泛应用,特别是在玻璃体腔注射抗血管内皮生长因子(VEGF)药物对新生血管性(湿性)AMD 的治疗中。

虽然年龄相关性眼病研究(AREDS)发现,某些维生素可以延缓非新生血管性(干性)AMD 的进展,但是湿性 AMD 才是目前绝大多数治疗方案能够针对的亚型。我们将在第 6~9 章讨论湿性 AMD 的治疗。激光光凝治疗曾经是湿性 AMD 的主要治疗手段, 在 21 世纪早期,激光光凝治疗逐渐被光动力学治疗取代。这两种治疗方法虽然可以减慢视力下降的速度,但最终患者的绝大部分视功能还是会丧失。抗 VEGF 药物的出现使湿性 AMD 的治疗发生了重大变革,玻璃体腔注射 VEGF 药物不仅安全, 还阻止了大量湿性 AMD 患者的视力下降,使这些患者提高了视功能。

尽管大多数湿性 AMD 患者经过玻璃体腔抗 VEGF 药物治疗后,视力得到提高,黄斑的解剖结构得到改善,但仍有一部分患者对该治疗的反应不佳。因此,我们需要进一步探讨可替代的其他治疗方案。当患者出现大片黄斑下出血这种情况时, 通常玻璃体腔注射 VEGF 药物是无效的,这时,玻璃体切割手术也许对于患者中心视力的保留是更好的选择。

最后,我们在第 10 章总结了 AMD 研究的未来发展方向。值得注意的是,许多研究正集中在干性 AMD 患者的预防性治疗领域,目前我们对于这类患者还没有好的治疗方法。有趣的是,当前的很多治疗靶点也同时是 AMD 的危险因素,被罗列在第 1 章。

我们希望这本书能够成为眼科同道进行 AMD 诊断和治疗的参考手册。我们衷心感谢参与本书撰写的专家,以及 SLACK 公司的编辑们,正是他们的努力和付出使得这本书能够与广大读者见面。

Jay S. Duker,MD

Andre J. Witkin,MD

(唐浩英 译 李茅 审校)

谨以此书献给我的妻子 Jujie，没有她给予我的爱、陪伴、支持以及理解，我不可能集中精力和时间完成此书。

——Jay S. Duker, MD

　　谨以此书献给我的女儿 Nora Bea，虽然她可能永远也没有机会读到这本书。

——Andre J. Witkin, MD

（唐浩英　译　李茅　审校）

目　录

第 1 章　流行病学、遗传学以及可干预危险因素 ……………………… 1

第 2 章　年龄相关性黄斑变性的病理学 ………………………………… 17

第 3 章　临床诊断、疾病分类以及门诊咨询 …………………………… 35

第 4 章　年龄相关性黄斑变性的辅助检查 ……………………………… 49

　第 1 节　眼底照相和自发荧光 ………………………………………… 49

　第 2 节　光学相干断层扫描 …………………………………………… 60

　第 3 节　荧光素和吲哚菁绿眼底血管造影 …………………………… 75

第 5 章　与年龄相关性黄斑变性相似的疾病 …………………………… 87

第 6 章　玻璃体腔注射抗血管内皮生长因子疗法 …………………… 107

第 7 章　激光光凝和光动力学疗法 …………………………………… 127

第 8 章　治疗失败:无应答、耐受和快速耐受 ……………………… 137

第 9 章　年龄相关性黄斑变性的手术治疗 …………………………… 147

第 10 章　未来的治疗方法 …………………………………………… 157

缩略语 ………………………………………………………………… 167

索引 …………………………………………………………………… 169

第 1 章 流行病学、遗传学以及可干预危险因素

Anita Agarwal, MD

年龄相关性黄斑变性(AMD)是一种典型的复杂遗传病,其发病是基因、环境以及个体通过多种途径交互作用的共同结果。本章将讨论该病的流行病学以及相关的基因和环境危险因素。

AMD 的流行病学

在全世界范围内,AMD 是排在白内障、青光眼之后的第三大致盲眼病。然而,在工业化国家,它是首要的致盲原因。全世界大约有 2.85 亿人存在视力障碍,其中 3900 万为盲人,2.46 亿为低视力患者。65% 的视力障碍患者以及 82% 的盲人年龄大于 50 岁。2004 年调查数据显示,全世界约有 2100 万老年人患有 AMD[1]。

AMD 患病率的估算值主要源自几项大型流行病学研究的汇总数据。这些研究包括:Beaver Dam 眼病研究(BDES)[2]、Blue Mountains 眼病研究[3]、全国卫生及营养状况调查[4]、Barbados 眼病研究(BES)[5]、Rotterdam 研究[6]、Framingham 眼病研究[7,8]、Chesapeake Bay Waterman 研究[9],以及 Baltimore 眼病研究[10]。这些研究中,AMD 发病率因其定义各异而有所不同。BDES 发现1.8% 的研究对象患有晚期 AMD,其中 1.2% 为至少一眼的新生血管性(湿性)AMD,0.6% 为继发于干性 AMD 的地图样萎缩[2]。晚期 AMD 的发病率随年龄增加,在 75 岁以上老人中患病率增至 7.1%。

Framingham 眼病研究采用按年龄分段的 5 年患病率来估计 AMD 发病率[8]。65、70、75 岁年龄段的 AMD 发病率分别为 2.5%、6.7% 以及 10.8%。而早期 AMD 发病率则由 43~54 岁组的 3.9% 增加到 75 岁以上组的 22.8%。BES发现,早期 AMD 的 4 年内发病率为 5.2%[5],且该组研究对象中的晚期 AMD

发病率较低。

最近,有研究者建立了特定人群的晚期 AMD 发病风险预测模型。该模型综合考虑了年龄、性别、遗传以及环境等发病危险因素 (详细讨论见下文)。由 Rotterdam 研究、BDES 以及 Blue Mountains 眼病研究组成的三大陆研究联盟[11]构建的模型纳入了年龄、性别、26 个 AMD 相关单核苷酸多态性、是否吸烟、体重指数以及基线 AMD 表型。结果以发病风险记分高低表示发病风险大小。低风险分值者进展为晚期 AMD 的风险比为 0.02 (95%可信区间),而高风险分值者进展为晚期 AMD 的风险比为 22.0(95%可信区间)。最高风险分值者晚期 AMD 发病的累积风险从几乎为零到 65%以上[11]。

有证据表明,与白种人相比,亚洲人更容易患一种特殊类型的湿性黄斑变性,即脉络膜息肉样病变。在亚洲人当中脉络膜息肉样病变占所有湿性黄斑变性的 50%,但是在白人当中仅占 8%~13%[12]。这是非常重要的一个差异,它提示可能存在与这种变异型湿性 AMD 相关的基因,使得患者的治疗反应与典型的 AMD 不同,后面会进一步讨论这个问题。

AMD 的病理学以及病理生理学

第 2 章将详细讨论 AMD 的病理学。本章将简要总结 AMD 病理学和病理生理学的关键内容,以便理解 AMD 基因多态性相关知识及其与 AMD 疾病发展的关系。玻璃膜疣是 AMD 最早可见的体征之一,也是诊断和定义早期 AMD 的基础,它其实是由细胞外物质在视网膜色素上皮(RPE)基底膜与 Bruch 膜之间沉积而成,其成分包括细胞外膜蛋白,例如玻连蛋白[13-15]、丛生蛋白(载脂蛋白 E)[16,17]、补体激活物、补体级联反应的一些成分[14]、淀粉样蛋白 p[18]、脂褐素成分(如 A2E)[19,20]、C-反应蛋白[21]、胆固醇[22,23]、免疫球蛋白[24]、免疫复合物[25,26]以及糖化反应终产物[27]。

AMD 在 RPE/Bruch 膜复合体的病理改变类似于血管壁里的动脉粥样硬化改变,伴随非交联胆固醇沉积。此外还有 Bruch 膜增厚,这一过程很可能部分是由基质金属蛋白酶与金属蛋白酶组织抑制物(TIMP)[28]之间的平衡关系受损介导。富含脂质的基底层及基底膜线性沉积物在 Bruch 膜上沉积。RPE 细胞内则沉积了光感受器的代谢产物脂褐素以及 A2E。长期病变的结果是 RPE 上的光感受器逐渐死亡,由此导致 RPE 与光感受器失去连接,RPE 细胞迁移、死亡，形成地图样萎缩。晚期 AMD 的改变表明血管内皮生长因子（VEGF）介导新生血管产生。

因此，由补体激活物和免疫球蛋白作为标志的炎症和免疫反应过程，胶原和细胞外基质（ECM）蛋白的改变，脂质沉积，细胞死亡和新生血管形成均参与了 AMD 发病。已经发现涉及这些反应途径的基因与 AMD 相关联（表 1-1）。

AMD 的遗传学

由于 AMD 的遗传学极其复杂，因而吸引了众多研究者参与研究。早期研究发现，APOE、ABCA4 及 fibulin-5 基因与 AMD 发病仅有轻度相关性（5%~7%）[29-31]。随着基因检测技术迅速发展，2005 年出现了第一个重大突破，即 4 个不同的研究小组同时在 AMD 患者中发现与 AMD 相关的补体因子 H（CFH）基因多态性[32-35]。紧随其后，在 10 号染色体上发现了第二群 AMD 关联基因 HTRA1 /ARMS2[36]。此后发现位于 1q32 和 10q26 的两个重要基因座与 AMD 发病密切相关[37]。1q32 区包含参与炎症和免疫功能的基因，统称为补体活化调节因子基因簇，主要由 CFH 和 CFH 相关基因（CFH1-5）组成。10q26 区包含 HTRA1 / ARMS2 基因，编码许多耐高温蛋白酶家族成员。最近，又通过合并几个世界范围内研究组织（即 AMD 基因联盟）的研究数据以及全基因组关联分析筛寻 AMD 致病基因[38]。由此发现了诸如 TIMP3、高密度脂蛋白及其他一些基因座[39]。其中一些基因与 AMD 的相关性以及在 AMD 发病过程中可能扮演的角色将在下文中讨论。

补体及免疫系统

导致 AMD 发病风险增大的 CFH （1q32）突变首次被报道于 2005 年，CFH 因此成为第一个被鉴定出来的与 AMD 显著相关的基因。其 Y402H 多态性与 AMD 易感性密切相关，在群体中的归因危险度为 25%~50%[32-35]。另一个具有高表现度的突变（H5）则会导致更高的发病风险，其发病更早、更严重。编码 CFH 相关蛋白（CFHR1~5）的 5 个基因属于补体激活调节因子[40,41]。其缺乏 N 端的补体调节区域，但具有 C 端的表面结合区域。CFHR3、4、5 均可以与 C3b 结合，并增强 CFH 介导的 C3b 降解。CFHR 基因多态性对 AMD 发病风险的影响取决于 CFHR 与 CFH 基因的复杂相互作用。有的多态性是

表1-1　**年龄相关性黄斑变性相关基因**

基因	蛋白	染色体
补体		
CFH	补体因子H	1q32
CFHR 1-5	CFH相关蛋白1~5	1q32
CF3	补体因子3	6p21
C2	补体成分2	6p21
CFI	补体因子I	4q25
C3	补体成分3	19p13
CFD	补体因子D	19p13
CFB	补体因子B(备解素)	6p21
SERPING1	补体1抑制蛋白	11q12
免疫相关(非补体成分)		
RORA	视黄酸受体相关孤儿受体α	15q21
CX3CR1	趋化因子受体	3p21
HLA-C	人类白细胞抗原C	6p21
IL8	白介素8	4q13
TL4	Toll样受体4	9q33
F13B	凝血因子XIII的β亚基	1q31
PLEKHA1	串联结构蛋白同源结构域蛋白1	10q26
TNFRSF10A	肿瘤坏死因子受体超家族10a	8p21
细胞外基质		
HTRA1	高温需要蛋白A	10q26
ARMS2	年龄相关性黄斑病变易感蛋白2	10q26
FBLN6/HMCN1	纤蛋白6	1q25
ROBO1	Roundabout同源蛋白1	3p12
CST3	半胱氨酸蛋白酶抑制剂3	20p11
COL8A1	8型α1胶原亚单位	3q12
COL1OA1	Fyn-相关激酶/X型胶原α链	6q21
TIMP3	基质金属蛋白酶组织抑制剂3	22q12

(待续)

表 1-1(续)

基因	蛋白	染色体
脂质转运		
ABCA1	ATP-结合盒式蛋白 1	9q31
ABCA4	ATP-结合盒式蛋白 4	1p22
ApoE	载脂蛋白 E	19q13
CETP	胆固醇酯转移蛋白	16q21
CYP24A1	细胞色素 p450 家族	20q13
ELOVL4	ELOVL 脂肪酸延伸酶 4	6q14
FADS1-3	脂肪酸去饱和酶 1~3	11q12
LIPC/LPL	肝脂肪酶/脂蛋白脂肪酶	15q21
VLDLR	超低密度脂蛋白受体	9p24
血管生成		
SERPINF1	色素上皮细胞衍生因子	17p13
VEGFA	血管内皮生长因子 A	6p12

具有保护作用的,例如常见的 CFHR1 及 CFHR3 缺失,有的则会增加 AMD 发病风险,例如罕见的 CFHR1 及 CFHR4 缺失会导致双眼黄斑地图样萎缩。

位于 6p21.3 上的补体因子 B(CFB)和补体 2(C2)[42-44] 以及 C3/CFD (19p13.3~p13.2)两个多态性改变也与 AMD 发病相关[45,46]。它们参与了补体激活的经典途径及外源凝集素相关的旁路途径。位于 4q25 上的 CFI 多态性似乎与晚期 AMD 相关[47,48]。F13B(1q31~q32.1)编码凝血因子 XIII 的 β 亚基,该亚基调节血小板黏附及纤维蛋白交联,因而可以稳定纤维蛋白栓及细胞外基质[49]。

CFH、CFB 以及 C3 三联体之间的相互作用似乎是确证 AMD 遗传易感性的标志。对 CFH 及 CFB/C2 变异体研究数据的整合分析发现,它们是 75% 的欧洲和北美人群 AMD 发病的遗传基础[40]。补体失调导致的炎症似乎是AMD 发病的主要因素。在玻璃膜疣、RPE、Bruch 膜、基底层沉积物、视网膜以及脉络膜毛细血管中都发现了多种补体蛋白成分。尤其是 CFH Y402 同源变异蛋白以及 PLEKHA1 是补体途径失调的主要参与者[50]。

位于 11q12~q13.1 上的 SERPING1 基因编码补体 1 抑制蛋白,该蛋白通过抑制活化的 C1r 及 C1s 调节补体激活过程。补体 1 抑制蛋白的缺乏会导致生成过量缓激肽,从而增加血管通透性,加重炎症[51]。SERPING1 基因的多态性已经证实与 AMD 发病相关。

RORA 基因编码视黄酸受体相关孤儿受体 α。该基因的多态性本身以及与之关联的 HTRA1/ARMS2 多态性本身会增加 AMD 的发病风险。CX3CR1 基因的蛋白产物是趋化因子受体。趋化因子受体是一种调节白细胞黏附以及细胞迁移的跨膜蛋白[52-54]。该基因的多态性影响清除细胞代谢碎片及沉积物所必需的炎症细胞动员及聚集,因而这一过程受影响将增加 AMD 发病风险。其他的人白细胞抗原 HLA-C、IL8 以及 Toll 样受体 TL3 及 TL4 等的多态性也与 AMD 发病相关[55-57]。TL3 降低 AMD 发病风险而其他基因增加其发病风险。

细胞外基质、胶原以及细胞黏附

第二个主要的风险位点 10q26,包含 3 个基因——PLEKHA1、ARMS2 以及 HTRA1[50]。它们的功能尚未完全阐明,可能与免疫、细胞稳态以及细胞外基质的完整性有关。PLEKHA1(10q26.13)编码调节 B 细胞活性、抗体产生的 TAPP1 蛋白,这提示了 AMD 发病机制的免疫学基础。ARMS2 在很多组织里都存在,包括脉络膜的毛细血管间柱,其蛋白产物与细胞外蛋白纤连蛋白-1、腓骨蛋白-6、弹力微纤维结合,但功能不明。ARMS2 也被定位在线粒体中[58]。氧化应激可能改变线粒体功能,从而影响细胞生存。高温必需蛋白 A 基因(HTRA1)(10q26.3)编码 HTRA 蛋白酶家族的一个成员,该蛋白其实是热休克蛋白,可以裂解构象折叠错误或变性的蛋白,因而与细胞生存相关。HTRA1 蛋白也具备弹力蛋白酶的活性,可能与 Bruch 膜改变有关。同时,它还可能调节胰岛素样生长因子Ⅱ,后者可以促进血管发生,因而可能在新生血管性 AMD 的发病中起一定作用。

F13B(1q32)、ARMS2/HTRA1(10q26)与 AMD 的关联性标示了细胞外基质在 AMD 发病中的作用[49]。由胶原及弹力纤维构成的 Bruch 膜发生病理改变可以出现在 AMD 病程的任意阶段,且这种病变可能受调节细胞外基质结构和功能的基因多态性影响。

腓骨蛋白-5(FBLN5;14q32.1)促进弹力纤维组装及成熟,存在于正常眼

Bruch 膜及脉络膜毛细血管。在 AMD 患眼，RPE 下沉积物以及玻璃膜疣中也有发现。这种蛋白可能与 HRTA1 相互作用，破坏细胞外基质的完整性[31]。腓骨蛋白-6（FBLN6；HMCN1）与 EFEMP1 的蛋白产物结构类似，而 EFEMP1 是常染色体遗传的黄斑变性的关联基因。其他参与细胞外基质改变的基因包括 ROBO1、CST3、COL8A1、COL10A1 以及 TIMP3[39,59-65]。

脂质转运及代谢

玻璃膜疣和基底膜线性沉积物中的脂质堆积是 AMD 的重要发病因素。许多参与脂质代谢和转运的基因亦参与 AMD 发病。

ABCA1 基因编码一个位于细胞脂质清除通路中的胆固醇外排泵，而 ABCA4 编码视网膜特异的三磷酸腺苷（ATP）结合盒式蛋白（ABCR）以清除全反维生素。ABCR 异常将导致 A2E 及脂褐素在 RPE 的堆积。隐性遗传的 Stargardt 病存在 ABCA4 突变，且有的研究发现其与 AMD 发病相关[66,67]。ApoE（19q13.2）基因，是玻璃膜疣的主要成分，主要参与肝脏内富三酰甘油脂蛋白的代谢，因而维持脂质代谢平衡。ApoE 的 E4 单倍型与降低 AMD 发病风险相关，因而 E2/E2 纯合子具有更高的 AMD 发病风险[29]。ApoE 的合成也是一种神经损伤的应激反应过程，因此 ApoE 的碎片可能也有神经毒性。

胆固醇酯转移蛋白（CETP）位于光感受器内节细胞基质，可能是视网膜脂质转运系统的一部分。全基因组关联分析研究发现 CETP 与晚期 AMD 发病相关[39]。CYP24A1 是细胞色素 P450 家族的一个成员，参与胆固醇衍生物 D3 的降解。该基因有多个突变与 AMD 发病风险增加相关[65]。其他参与脂质代谢和转运的基因包括编码 ELOVL 脂肪酸延长酶的 ELOVL4 基因，而 ELOVL 脂肪酸延长酶与 Stargardt 样黄斑变性以及 AMD 发病相关[50]。FADS1-3、LIPCLPL 以及 LRP6 是其他脂质相关基因，其也与 AMD 相关。

血管生成

血管生成是机体对外伤或炎症的正常反应。然而，具有早期或严重的新生血管生成的遗传易感性可能是新生血管性 AMD 的一个重要发病因素。

SERPINF1（17p13.3）基因编码具有抑制新生血管发生作用的色素上皮衍生因子，该基因发生突变可能会影响这一抑制过程，进而增加湿性 AMD

的发病风险[68]。VEGFA（6p12）的蛋白产物是 VEGF。VEGFA 基因的多态性与新生血管性 AMD 发病风险增加相关。由于抗新生血管生成因子药物对于新生血管性 AMD 具有显著疗效，因而可以推知 VEGFA 在新生血管性 AMD 的发病及发展过程中扮演重要角色（见第 6 章）。VLDLR（9p24）也调节血管发生，因而在新生血管性 AMD 的发病中也有一定作用。另一个参与新生血管生成的基因是 HTRA1，该基因通过与细胞外基质及其他调节蛋白相互作用而发挥作用（见前文）。

基因检测

近年来，商业化基因检测服务已经对临床医师和患者开放。目前，两个公司 Macula Risk PGx（ArcticDx，Inc）及 RetinaGene AMD（Nicox）可以提供临床使用的基因检测试剂盒。这些试剂盒可以检测本章列出的某些 AMD 相关单核苷酸多态位点，这两种试剂盒都适用于干性 AMD 患者检测，并能预测出 2 年、5 年、10 年进展为晚期 AMD 的风险。但是，这种检测的临床意义及地位目前尚难以定论，并且美国眼科学会并不推荐常规使用这种检测[69]。然而，类似的基因检测将来可能在精准评估 AMD 进展风险以及指导对携带某些基因多态性的患者进行靶向治疗中起到重要作用。

AMD 的可干预危险因素

衰老是 AMD 最重要的，显然也是无法改变的危险因素。如前所述，年龄相关的 Bruch 膜改变以及玻璃膜疣成分的形成在 AMD 发病过程中扮演了最重要的角色[70]。下文一些章节将讨论其他参与 AMD 发病和进展的可干预危险因素。

吸烟

吸烟与 AMD 的相关性在许多研究中都已经被证实，它是 AMD 最显著和恒定的可干预危险因素[71,72]。吸烟可增加具有遗传易感性的个体发生晚期 AMD 的风险，有时候这种风险甚至可以翻倍[70,73,74]。动物实验证明，尼古丁及其他一些烟草燃烧的产物可以增加脉络膜血管及血管平滑肌的尺寸[75]改变 RPE，增加 RPE 下沉积物[76]。

维生素

最著名的 AMD 临床试验是年龄相关性眼部疾病研究(AREDS)。该研究表明,每日口服大剂量抗氧化剂、维生素以及矿物质微量元素可以降低双眼中度干性 AMD 患者或单眼晚期 AMD 患者对侧眼进展为晚期 AMD 的风险,5 年内风险下降 25%(见第 3 章)[77]。标准 AREDS 配方为:

- β-胡萝卜素(维生素 A): 15 mg;
- 维生素 C: 500 mg;
- 维生素 E: 400 IU;
- 氧化锌: 80 mg;
- 氧化铜: 2 mg。

值得注意的是,对于既往有吸烟史或目前尚未戒烟的个体,β-胡萝卜素可以轻度增加肺癌发病风险,因而应当服用以 AREDS 为基础的改良配方,即用芦丁/玉米黄素替代 β-胡萝卜素。

抗氧化剂胡萝卜素、芦丁以及玉米黄素广泛存在于深绿色或黄色蔬菜中,在黄斑区浓度较高。这些黄斑色素的确切保护作用尚不清楚,推测可能因其抗氧化作用而起到抑制蓝光的光氧化效应对视细胞的损害。有研究表明,增加芦丁、玉米黄素或富含这些成分的食物摄入(例如菠菜或甘蓝)可以降低湿性 AMD 的发病风险[78]。对 AREDS 研究中观察到的结果进行营养学分析也表明,芦丁及玉米黄素可以降低 AMD 进展的风险[79]。

AREDS2 研究最近评估了 AREDS 配方的改良版,改良配方没有 β-胡萝卜素,锌的剂量减少为 25mg,增加了 10mg 的芦丁以及 2mg 的玉米黄素,并且增加了 ω-3 脂肪酸(ω-3 脂肪酸见下文讨论)[80]。减少锌的用量(标准锌用量为 80mg),用芦丁/玉米黄素代替 β-胡萝卜素并不会降低 AREDS 配方对 AMD 进展的预防作用,但是也没有证据表明配方中增加膳食芦丁/玉米黄素有更多获益[80]。因此,目前尚不清楚在原配方中增加芦丁/玉米黄素是否可以带来更多益处。

有研究提示,维生素 D 也参与 AMD 发病。对同卵双生的双生子研究发现,膳食维生素 D 摄入较少者较摄入较多者 AMD 更严重[81]。在 AMD 表现严重的患者中,血清 25-羟基维生素 D 也较低[82]。

ω-3 脂肪酸

ω-3 脂肪酸存在于光感受器外节。研究较多的膳食 ω-3 脂肪酸是二十二碳六烯酸(DHA)及二十碳五烯酸(EPA),这两种脂肪酸绝大部分存在于脂肪含量较高的鱼类,例如三文鱼、沙丁鱼里。DHA 是视网膜的结构成分,而 EPA 则在视网膜功能及信号传导中扮演一定角色[80]。ω-3 脂肪酸的其他膳食来源包括核桃及葵花子,主要为 α-亚麻酸,机体会将其转化为 DHA 及 EPA。观察性研究支持 ω-3 脂肪酸对预防 AMD 的益处[79,83,84]。但是最近 AREDS2 研究表明,在 AREDS 配方中增加 350mg DHA 以及 650mg EPA 并不能进一步降低 AMD 的发病风险[80],因而在 AREDS 配方中增加 DHA 和 EPA 是否能获得更多益处尚不清楚。

高脂饮食及体重指数

已经明确,高脂饮食由于可能增加 Bruch 膜的脂质沉着而增加 AMD 发病风险[85-93]。然而,并非所有的研究结果都一致性地支持脂肪摄入与 AMD 发病风险的关系。很多研究提示,体重指数过高与 AMD 发病相关。然而,并非所有的研究支持其明确的相关关系[11,74,94-99]。AMD 患者的心血管疾病及卒中的发病风险也有增加[100]。

日晒

有研究表明,阳光与 AMD 发病风险增加相关,但是也有研究不支持这一结论。近期一篇纳入 14 项研究的 Meta 分析结果表明,日照可以增加 AMD 发病风险,尽管作用仅仅是轻度的,但是有统计学意义。这可能与光感受器/RPE 活动增加导致氧化应激增加或者直接的"老化改变"有关[101]。

其他危险因素

有研究表明,女性更容易患 AMD[102]。不可改变的眼部危险因素包括虹膜色素较深[103]、白内障手术史[104]以及远视[105]。有的研究表明,白内障手术史是 AMD 的发病危险因素[102]。但是,AREDS 研究的数据再分析表明不存在这种关系[106],因而白内障手术是否会直接增加 AMD 发病或进展风险尚不清楚。

小结

AMD 是一种由于基因、环境以及个体之间多种因素交互作用导致发病的复杂遗传病。目前的研究已经在了解这种复杂疾病的发病机制上获得了长足进展。当前研究热点专注于如何防控该疾病。

(李茅 译　万鹏霞 吴联群 审校)

参考文献

1. Mariotti SP, Pascolini D. Global estimates of visual impairment: 2010. *Br J Ophthalmol*. 2012;96(5):614-618.
2. Klein R, Lee KE, Gangnon RE, Klein BE. Incidence of visual impairment over a 20-year period: the Beaver Dam Eye Study. *Ophthalmology*. 2013;120:1210-1219.
3. Wang JJ, Rochtchina E, Lee AJ, et al. Ten-year incidence and progression of age-related maculopathy: the Blue Mountains Eye Study. *Ophthalmology*. 2007;114(1):92-98.
4. Weiner DE, Tighiouart H, Reynolds R, Seddon JM. Kidney function, albuminuria and age-related macular degeneration in NHANES III. *Nephrol Dial Transplant*. 2011;26:3159-3165.
5. Leske MC, Wu SY, Hennis A, et al. Nine-year incidence of age-related macular degeneration in the Barbados Eye Studies. *Ophthalmology*. 2006;113:29-35.
6. Vingerling JR, Hofman A, Grobbee DE, de Jong PT. Age-related macular degeneration and smoking. The Rotterdam Study. *Arch Ophthalmol*. 1996;114:1193-1196.
7. Rosenthal AR. The Framingham Eye Study: an editorial. *Surv Ophthalmol*. 1980;24:611-613.
8. Kahn HA, Leibowitz HM, Ganley JP, et al. The Framingham Eye Study. II. Association of ophthalmic pathology with single variables previously measured in the Framingham Heart Study. *Am J Epidemiol*. 1977;106:33-41.
9. Tikellis G, Robman LD, Harper CA, et al. The VECAT study: methodology and statistical power for measurement of age-related macular features. Vitamin E, Cataract, and Age-related Maculopathy Study. *Ophthalmic Epidemiol*. 1999;6(3):181-94
10. Rahmani B, Tielsch JM, Katz J, et al. The cause-specific prevalence of visual impairment in an urban population: the Baltimore Eye Survey. *Ophthalmology*. 1996;103(11):1721-1726.
11. Buitendijk GH, Rochtchina E, Myers C, et al. Prediction of age-related macular degeneration in the general population: the Three Continent AMD Consortium. *Ophthalmology*. 2013;120:2644-2655.
12. Laude A, Cackett PD, Vithana EN, et al. Polypoidal choroidal vasculopathy and neovascular age-related macular degeneration: same or different disease? *Prog Retin Eye Res*. 2010;29:19-29.
13. Anderson DH, Hageman GS, Mullins RF, et al. Vitronectin gene expression in the adult human retina. *Invest Ophthalmol Vis Sci*. 1999;40:3305-3315.
14. Hageman GS, Mullins RF. Molecular composition of drusen as related to substructural phenotype. *Mol Vis*. 1999;5:28.
15. Hageman GS, Mullins RF, Russell SR, Johnson LV, Anderson DH. Vitronectin is a constituent of ocular drusen and the vitronectin gene is expressed in human retinal pigmented epithelial cells. *FASEB J*. 1999;13:477-484.

16. Sakaguchi H, Miyagi M, Shadrach KG, Rayborn ME, Crabb JW, Hollyfield JG. Clusterin is present in drusen in age-related macular degeneration. *Exp Eye Res*. 2002;74:547-549.

17. Johnson LV, Leitner WP, Staples MK, Anderson DH. Complement activation and inflammatory processes in Drusen formation and age related macular degeneration. *Exp Eye Res*. 2001;73:887-896.

18. Anderson DH, Talaga KC, Rivest AJ, Barron E, Hageman GS, Johnson LV. Characterization of beta amyloid assemblies in drusen: the deposits associated with aging and age-related macular degeneration. *Exp Eye Res*. 2004;78:243-256.

19. Zhou J, Jang YP, Kim SR, Sparrow JR. Complement activation by photooxidation products of A2E, a lipofuscin constituent of the retinal pigment epithelium. *Proc Natl Acad Sci U S A*. 2006;103:16182-16187.

20. Zhou J, Kim SR, Westlund BS, Sparrow JR. Complement activation by bisretinoid constituents of RPE lipofuscin. *Invest Ophthalmol Vis Sci*. 2009;50:1392-1399.

21. Johnson PT, Betts KE, Radeke MJ, Hageman GS, Anderson DH, Johnson LV. Individuals homozygous for the age-related macular degeneration risk-conferring variant of complement factor H have elevated levels of CRP in the choroid. *Proc Natl Acad Sci U S A*. 2006;103:17456-17461.

22. Curcio CA, Millican CL, Bailey T, Kruth HS. Accumulation of cholesterol with age in human Bruch's membrane. *Invest Ophthalmol Vis Sci*. 2001;42:265-274.

23. Haimovici R, Gantz DL, Rumelt S, Freddo TF, Small DM. The lipid composition of drusen, Bruch's membrane, and sclera by hot stage polarizing light microscopy. *Invest Ophthalmol Vis Sci*. 2001;42:1592-1599.

24. Li CM, Chung BH, Presley JB, et al. Lipoprotein-like particles and cholesteryl esters in human Bruch's membrane: initial characterization. *Invest Ophthalmol Vis Sci*. 2005;46:2576-2586.

25. Johnson LV, Ozaki S, Staples MK, Erickson PA, Anderson DH. A potential role for immune complex pathogenesis in drusen formation. *Exp Eye Res*. 2000;70:441-449.

26. Mullins RF, Russell SR, Anderson DH, Hageman GS. Drusen associated with aging and age-related macular degeneration contain proteins common to extracellular deposits associated with atherosclerosis, elastosis, amyloidosis, and dense deposit disease. *FASEB J*. 2000;14:835-846.

27. Glenn JV, Mahaffy H, Wu K, et al. Advanced glycation end product (AGE) accumulation on Bruch's membrane: links to age-related RPE dysfunction. *Invest Ophthalmol Vis Sci*. 2009;50:441-451.

28. Hussain AA, Lee Y, Zhang JJ, Marshall J. Disturbed matrix metalloproteinase activity of Bruch's membrane in age-related macular degeneration. *IOVS*. 2011;52(7):4459-4466.

29. Schmidt S, Klaver C, Saunders A, et al. A pooled case-control study of the apolipoprotein E (APOE) gene in age-related maculopathy. *Ophthalmic Genet*. 2002;23:209-223.

30. Allikmets R. Further evidence for an association of ABCR alleles with age-related macular degeneration: the International ABCR Screening Consortium. *Am J Hum Genet*. 2000;67:487-491.

31. Stone EM, Braun TA, Russell SR, et al. Missense variations in the fibulin 5 gene and age-related macular degeneration. *N Engl J Med*. 2004;351:346-353.

32. Klein RJ, Zeiss C, Chew EY, et al. Complement factor H polymorphism in age-related macular degeneration. *Science*. 2005;308:385-389.

33. Haines JL, Hauser MA, Schmidt S, et al. Complement factor H variant increases the risk of age-related macular degeneration. *Science*. 2005;308:419-421.

34. Hageman GS, Anderson DH, Johnson LV, et al. A common haplotype in the complement regulatory gene factor H (HF1/CFH) predisposes individuals to age-related macular degeneration. *Proc Natl Acad Sci U S A*. 2005;102:7227-7232.

35. Edwards AO, Ritter R III, Abel KJ, Manning A, Panhuysen C, Farrer LA. Complement factor H polymorphism and age-related macular degeneration. *Science*. 2005;308:421-424.

36. Rivera A, Fisher SA, Fritsche LG, et al. Hypothetical LOC387715 is a second major susceptibility

gene for age-related macular degeneration, contributing independently of complement factor H to disease risk. *Hum Mol Genet*. 2005;14:3227-3236.

37. Klein R, Myers CE, Meuer SM, et al. Risk alleles in CFH and ARMS2 and the long-term natural history of age-related macular degeneration: the Beaver Dam Eye Study. *JAMA Ophthalmol*. 2013;131:383-392.

38. Fritsche LG, Chen W, Schu M, et al. Seven new loci associated with age-related macular degeneration. *Nat Genet*. 2013;45:433-439, 439e1-2.

39. Chen W, Stambolian D, Edwards AO, et al. Genetic variants near TIMP3 and high-density lipoprotein-associated loci influence susceptibility to age-related macular degeneration. *Proc Natl Acad Sci U S A*. 2010;107:7401-7406.

40. Hageman GS, Hancox LS, Taiber AJ, et al. Extended haplotypes in the complement factor H (CFH) and CFH-related (CFHR) family of genes protect against age-related macular degeneration: characterization, ethnic distribution and evolutionary implications. *Ann Med*. 2006;38:592-604.

41. Heinen S, Hartmann A, Lauer N, et al. Factor H-related protein 1 (CFHR-1) inhibits complement C5 convertase activity and terminal complex formation. *Blood*. 2009;114:2439-2447.

42. Gold B, Merriam JE, Zernant J, et al. Variation in factor B (BF) and complement component 2 (C2) genes is associated with age-related macular degeneration. *Nat Genet*. 2006;38:458-462.

43. Jakobsdottir J, Conley YP, Weeks DE, Ferrell RE, Gorin MB. C2 and CFB genes in age-related maculopathy and joint action with CFH and LOC387715 genes. *PLoS One*. 2008;3:e2199.

44. Lee KY, Vithana EN, Mathur R, et al. Association analysis of CFH, C2, BF, and HTRA1 gene polymorphisms in Chinese patients with polypoidal choroidal vasculopathy. *Invest Ophthalmol Vis Sci*. 2008;49:2613-2619.

45. Despriet DD, van Duijn CM, Oostra BA, et al. Complement component C3 and risk of age-related macular degeneration. *Ophthalmology*. 2009;116:474-480.e2.

46. Spencer KL, Olson LM, Anderson BM, et al. C3 R102G polymorphism increases risk of age-related macular degeneration. *Hum Mol Genet*. 2008;17:1821-1824.

47. Seddon JM, Yu Y, Miller EC, et al. Rare variants in CFI, C3 and C9 are associated with high risk of advanced age-related macular degeneration. *Nat Genet*. 2013;45:1366-1370.

48. van de Ven JP, Nilsson SC, Tan PL, et al. A functional variant in the CFI gene confers a high risk of age-related macular degeneration. *Nat Genet*. 2013;45:813-817.

49. Zhang H, Morrison MA, Dewan A, et al. The NEI/NCBI dbGAP database: genotypes and haplotypes that may specifically predispose to risk of neovascular age-related macular degeneration. *BMC Med Genet*. 2008;9:51.

50. Conley YP, Jakobsdottir J, Mah T, et al. CFH, ELOVL4, PLEKHA1 and LOC387715 genes and susceptibility to age-related maculopathy: AREDS and CHS cohorts and meta-analyses. *Hum Mol Genet*. 2006;15:3206-3218.

51. Allikmets R, Dean M, Hageman GS, et al. The SERPING1 gene and age-related macular degeneration. *Lancet*. 2009;374:875-876.

52. Yang X, Hu J, Zhang J, Guan H. Polymorphisms in CFH, HTRA1 and CX3CR1 confer risk to exudative age-related macular degeneration in Han Chinese. *Br J Ophthalmol*. 2010;94:1211-1214.

53. Chen J, Connor KM, Smith LE. Overstaying their welcome: defective CX3CR1 microglia eyed in macular degeneration. *J Clin Invest*. 2007;117:2758-2762.

54. Chan CC, Tuo J, Bojanowski CM, Csaky KG, Green WR. Detection of CX3CR1 single nucleotide polymorphism and expression on archived eyes with age-related macular degeneration. *Histol Histopathol*. 2005;20:857-863.

55. Cho Y, Wang JJ, Chew EY, et al. Toll-like receptor polymorphisms and age-related macular degeneration: replication in three case-control samples. *Invest Ophthalmol Vis Sci*. 2009;50:5614-5618.

56. Edwards AO, Chen D, Fridley BL, et al. Toll-like receptor polymorphisms and age-related macular degeneration. *Invest Ophthalmol Vis Sci.* 2008;49:1652-1659.

57. Zareparsi S, Buraczynska M, Branham KE, et al. Toll-like receptor 4 variant D299G is associated with susceptibility to age-related macular degeneration. *Hum Mol Genet.* 2005;14:1449-1455.

58. Kanda A, Chen W, Othman M, et al. A variant of mitochondrial protein LOC387715/ARMS2,not HTRA1, is strongly associated with age-related macular degeneration. *Proc Natl Acad Sci U S A.* 2007;104(41):16227-16232.

59. Fuse N, Miyazawa A, Mengkegale M, et al. Polymorphisms in Complement Factor H and Hemicentin-1 genes in a Japanese population with dry-type age-related macular degeneration. *Am J Ophthalmol.* 2006;142:1074-1076.

60. Hayward C, Shu X, Cideciyan AV, et al. Mutation in a short-chain collagen gene, CTRP5, results in extracellular deposit formation in late-onset retinal degeneration: a genetic model for age-related macular degeneration. *Hum Mol Genet.* 2003;12:2657-2667.

61. Schultz DW, Klein ML, Humpert AJ, et al. Analysis of the ARMD1 locus: evidence that a mutation in HEMICENTIN-1 is associated with age-related macular degeneration in a large family. *Hum Mol Genet.* 2003;12:3315-3323.

62. Schultz DW, Weleber RG, Lawrence G, et al. HEMICENTIN-1 (FIBULIN-6) and the 1q31 AMD locus in the context of complex disease: review and perspective. *Ophthalmic Genet.* 2005;26:101-105.

63. Seitsonen S, Lemmela S, Holopainen J, et al. Analysis of variants in the complement factor H, the elongation of very long chain fatty acids-like 4 and the hemicentin 1 genes of age-related macular degeneration in the Finnish population. *Mol Vis.* 2006;12:796-801.

64. Thompson CL, Klein BE, Klein R, et al. Complement factor H and hemicentin-1 in age-related macular degeneration and renal phenotypes. *Hum Mol Genet.* 2007;16:2135-2148.

65. Miller JW. Age-related macular degeneration revisited—piecing the puzzle: the LXIX Edward Jackson memorial lecture. *Am J Ophthalmol.* 2013;155:1-35.e13.

66. van Driel MA, Maugeri A, Klevering BJ, Hoyng CB, Cremers FP. ABCR unites what ophthalmologists divide(s). *Ophthalmic Genet.* 1998;19(3):117-122.

67. Baum L, Chan WM, Li WY, Lam DS, Wang P, Pang CP. ABCA4 sequence variants in Chinese patients with age-related macular degeneration or Stargardt's disease. *Ophthalmologica.* 2003;(217):111-114.

68. Gibson J, Cree A, Collins A, Lotery A, Ennis S. Determination of a gene and environment risk model for age-related macular degeneration. *Br J Ophthalmol.* 2010;94:1382-1387.

69. Hagstrom SA, Ying GS, Pauer GJT, et al. Pharmacogenetics for genes associated with age-related macular degeneration in the Comparison of AMD Treatments Trials (CATT). *Ophthalmology.* 2013;120(3):593-599.

70. Seddon JM, Reynolds R, Yu Y, Daly MJ, Rosner B. Risk models for progression to advanced age-related macular degeneration using demographic, environmental, genetic, and ocular factors. *Ophthalmology.* 2011;118:2203-2211.

71. Chakravarthy U, Augood C, Bentham GC, et al. Cigarette smoking and age-related macular degeneration in the EUREYE Study. *Ophthalmology.* 2007;114:1157-1163.

72. Tomany SC, Wang JJ, Van Leeuwen R, et al. Risk factors for incident age-related macular degeneration: pooled findings from 3 continents. *Ophthalmology.* 2004;111:1280-1287.

73. Schmidt S, Hauser MA, Scott WK, et al. Cigarette smoking strongly modifies the association of LOC387715 and age-related macular degeneration. *Am J Hum Genet.* 2006;78:852-864.

74. Francis PJ, George S, Schultz DW, et al. The LOC387715 gene, smoking, body mass index, environmental associations with advanced age-related macular degeneration. *Hum Hered.* 2007;63:212-218.

75. Suner IJ, Espinosa-Heidmann DG, Marin-Castano ME, Hernandez EP, Pereira-Simon S, Cousins

SW. Nicotine increases size and severity of experimental choroidal neovascularization. *Invest Ophthalmol Vis Sci*. 2004;45:311-317.

76. Alcazar O, Hawkridge AM, Collier TS, et al. Proteomics characterization of cell membrane blebs in human retinal pigment epithelium cells. *Mol Cell Proteomics*. 2009;8:2201-2211.

77. Age-Related Eye Disease Study Research Group. A randomized, placebo-controlled, clinical trial of high-dose supplementation with vitamins C and E, beta carotene, and zinc for age-related macular degeneration and vision loss: AREDS report no. 8. *Arch Ophthalmol*. 2001;119(10):1417-1436.

78. Seddon JM, Ajani UA, Sperduto RD, et al. Dietary carotenoids, vitamins A, C, and E, and advanced age-related macular degeneration. Eye Disease Case-Control Study Group. *JAMA*. 1994;272:1413-1420.

79. SanGiovanni JP, Chew EY, Agrón E, et al. The relationship of dietary omega-3 long-chain polyunsaturated fatty acid intake with incident age-related macular degeneration: AREDS report no. 23. *Arch Ophthalmol*. 2008;126:1274-1279.

80. Age-Related Eye Disease Study 2 Research Group. Lutein + zeaxanthin and omega-3 fatty acids for age-related macular degeneration: the Age-Related Eye Disease Study 2 (AREDS2) randomized clinical trial. *JAMA*. 2013;309:2005-2015.

81. Seddon JM, Reynolds R, Shah HR, Rosner B. Smoking, dietary betaine, methionine, and vitamin D in monozygotic twins with discordant macular degeneration: epigenetic implications. *Ophthalmology*. 2011;118:1386-1394.

82. Millen AE, Voland R, Sondel SA, et al. Vitamin D status and early age-related macular degeneration in postmenopausal women. *Arch Ophthalmol*. 2011;129:481-489.

83. Seddon JM, George S, Rosner B. Cigarette smoking, fish consumption, omega-3 fatty acid intake, and associations with age-related macular degeneration: the US Twin Study of Age-Related Macular Degeneration. *Arch Ophthalmol*. 2006;124:995-1001.

84. Delcourt C, Carriere I, Cristol JP, Lacroux A, Gerber M. Dietary fat and the risk of age-related maculopathy: the POLANUT study. *Eur J Clin Nutr*. 2007;61:1341–1344.

85. Cho E, Hung S, Willett WC, et al. Prospective study of dietary fat and the risk of age-related macular degeneration. *Am J Clin Nutr*. 2001;73:209-218.

86. Seddon JM, Rosner B, Sperduto RD, et al. Dietary fat and risk for advanced age-related macular degeneration. *Arch Ophthalmol*. 2001;119:1191-1199.

87. Seddon JM, Cote J, Rosner B. Progression of age-related macular degeneration: association with dietary fat, transunsaturated fat, nuts, and fish intake. *Arch Ophthalmol*. 2003;121:1728-1737.

88. Guymer RH, Chong EW. Modifiable risk factors for age-related macular degeneration. *Med J Aust*. 2006;184:455-458.

89. Robman L, Vu H, Hodge A, et al. Dietary lutein, zeaxanthin, and fats and the progression of age-related macular degeneration. *Can J Ophthalmol*. 2007;42:720-726.

90. Chong EW, Robman LD, Simpson JA, et al. Fat consumption and its association with age-related macular degeneration. *Arch Ophthalmol*. 2009;127:674-680.

91. Parekh N, Voland RP, Moeller SM, et al. Association between dietary fat intake and age-related macular degeneration in the Carotenoids in Age-Related Eye Disease Study (CAREDS): an ancillary study of the Women's Health Initiative. *Arch Ophthalmol*. 2009;127:1483-1493.

92. Dasari B, Prasanthi JR, Marwarha G, Singh BB, Ghribi O. Cholesterol-enriched diet causes age-related macular degeneration-like pathology in rabbit retina. *BMC Ophthalmol*. 2011;11:22.

93. Reynolds R, Rosner B, Seddon JM. Dietary omega-3 fatty acids, other fat intake, genetic susceptibility, and progression to incident geographic atrophy. *Ophthalmology*. 2013;120:1020-1080.

94. Seddon JM, Cote J, Davis N, Rosner B. Progression of age-related macular degeneration: association with body mass index, waist circumference, and waist-hip ratio. *Arch Ophthalmol*.

2003;121:785-792.

95. Comaschi M, Coscelli C, Cucinotta D, et al. Cardiovascular risk factors and metabolic control in type 2 diabetic subjects attending outpatient clinics in Italy: the SFIDA (survey of risk factors in Italian diabetic subjects by AMD) study. *Nutr Metab Cardiovasc Dis.* 2005;15:204-211.

96. Seddon JM, George S, Rosner B, Klein ML. CFH gene variant, Y402H, and smoking, body mass index, environmental associations with advanced age-related macular degeneration. *Hum Hered.* 2006;61:157-165.

97. Seddon JM, Reynolds R, Rosner B. Associations of smoking, body mass index, dietary lutein, and the LIPC gene variant rs10468017 with advanced age-related macular degeneration. *Mol Vis.* 2010;16:2412-2424.

98. Momeni-Moghaddam H, Kundart J, Ehsani M, Abdeh-Kykha A. Body mass index and binocular vision skills. *Saudi J Ophthalmol.* 2012;26:331-334.

99. Ulas F, Balbaba M, Ozmen S, Celebi S, Dogan U. Association of dehydroepiandrosterone sulfate, serum lipids, C-reactive protein and body mass index with age-related macular degeneration. *Int Ophthalmol.* 2013;33:485-491.

100. Snow KK, Seddon JM. Do age-related macular degeneration and cardiovascular disease share common antecedents? *Ophthalmic Epidemiol.* 1999;6:125-143.

101. Sui GY, Liu GC, Liu GY, et al. Is sunlight exposure a risk factor for age-related macular degeneration? A systematic review and meta-analysis. *Br J Ophthalmol.* 2013;97:389-394.

102. Smith W, Assink J, Klein R, et al. Risk factors for age-related macular degeneration: pooled findings from three continents. *Ophthalmology.* 2001;108:697-704.

103. Chakravarthy U, Wong TY, Fletcher A, et al. Clinical risk factors for age-related macular degeneration: a systematic review and meta-analysis. *BMC Ophthalmol.* 2010;10:31.

104. Cugati S, Mitchell P, Rochtchina E, Tan AG, Smith W, Wang JJ. Cataract surgery and the 10-year incidence of age-related maculopathy: the Blue Mountains Eye Study. *Ophthalmology.* 2006;113:2020-2025.

105. Sandberg MA, Tolentino MJ, Miller S, Berson EL, Gaudio AR. Hyperopia and neovascularization in age-related macular degeneration. *Ophthalmology.* 1993;100:1009-1013.

106. Chew EY, Sperduto RD, Milton RC, et al. Risk of advanced age-related macular degeneration after cataract surgery in the Age-Related Eye Disease Study: AREDS report 25. *Ophthalmology.* 2009;116:297-303.

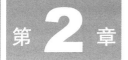

第2章　年龄相关性黄斑变性的病理学

Nora M.V. Laver, MD

本章讨论视网膜色素上皮(RPE)、Bruch 膜以及脉络膜毛细血管的正常生理功能和相互作用。本章还将讲述这些结构的正常年龄相关性改变,并与年龄相关性黄斑变性的病理改变做对比[1]。

正常组织病理学特征

光感受器

光感受器将光线转变为可以刺激神经冲动并传递到大脑皮质的信号,形成视觉。视杆细胞比视锥细胞窄,对光刺激更敏感。视锥细胞虽然不如视杆细胞对光线敏感,但是其应答的光谱范围更窄,因而负责感受颜色。在黄斑区域,中心凹主要由视锥细胞占据,而黄斑旁区域则以视杆细胞为主(图 2-1)。

光感受器内节富含线粒体,为细胞提供充足的能量,而外节则是紧密层叠的盘膜,含有视蛋白分子。视蛋白吸收光子后可与视黄醛结合,形成的复合物在视杆细胞中被称为视紫红质,在视锥细胞中则被称为视紫蓝质。视觉循环形成的关键步骤始于光子撞击光感受器外节, 使 11-顺-视黄醛转化为其异构体,即全反视黄醛,引发信号转导级联反应及光感受器细胞的超极化。全反视黄醛于是流向 RPE, 随后转化为 11-顺-视黄醛后再回流到光感受器外节,视觉反应如此周而复始循环进行[1]。

RPE

RPE 是单一一层由六角形细胞构成的富含黑色素的膜, 与其基底膜紧密粘连,每个细胞有一个卵圆形的细胞核,前端有手指样突起与光感受器外

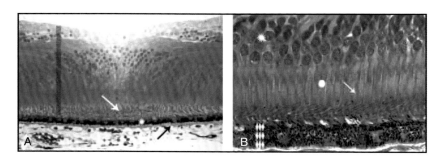

图 2-1　(A)Toloudine 蓝染色可见人类黄斑及中心凹（虚线）、视锥细胞（白色箭头）、视网膜色素上皮（RPE）（白色星形）以及 Bruch 膜（黑色箭头）（原始放大倍数×20）。(B) Richardson 混合染色可见旁中心凹视锥细胞（白圈=光感受器外节；白色星形=光感受器细胞核），较少的视杆细胞（白色箭头），以及 RPE（白色菱形）（原始放大倍数×63）。（Reprinted with permission from Milam AH, John SK. Human Retina Teaching Set. Philadelphia, PA: Scheie Eye Institute, University of Pennsylvania. http://www.uphs.upenn.edu/ophthalmology/education/teachingset.htm.）

节交联。RPE 基底膜侧有无数个细胞膜内褶，并与基底膜之间有小间隙（图 2-2）。细胞中有无数黑色素体、黑色素颗粒、高尔基复合体、溶酶体、粗面及滑面内质网以及线粒体。

　　RPE 除了为光感受器外节提供营养，例如葡萄糖及 ω-3 脂肪酸以外，还将视网膜下腔的水、离子以及代谢终产物转运入脉络膜。RPE 的黑色素吸收多余的光线，防止视网膜光损伤，参与光感受外节的胞噬过程，同时也是血-视网膜屏障的重要组成部分。RPE 产生并分泌无数种生长因子，包括血管内皮生长因子（VEGF）以及色素上皮细胞衍生因子[2,3]。

Bruch 膜

　　Bruch 膜是复层细胞外基质复合体，厚度为 1~4μm，位于 RPE 和脉络膜毛细血管之间。透射电子显微镜（EM）下，正常 Bruch 膜有 5 层结构（图 2-2），包括：

　　1.RPE 基底膜（厚度为 0.14~0.15μm）；

　　2.内胶原层（直径为 1.4μm）；

　　3.中间弹力层；

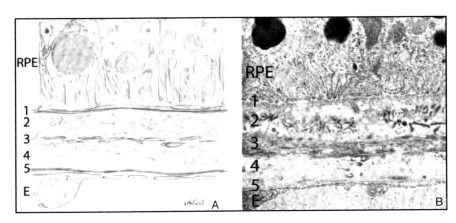

图 2-2　(A)RPE、Bruch 膜以及脉络膜毛细血管复合体,与图 2-2B 所示的电镜特点相对应。(Drawing by Nada Farhat,MD,MPH.)(B)Bruch 膜电子显微镜下的 5 层结构:①RPE 基底膜,②内胶原层,③中间弹力层,④外胶原层,⑤脉络膜毛细血管内皮细胞基底膜(原始放大倍数×6000)。E,脉络膜毛细血管内皮细胞;RPE,视网膜色素上皮。

4.外胶原层(厚度为 0.7μm);

5.脉络膜毛细血管内皮细胞基底膜[4]。

内外胶原层的胶原在层内形成交联,并穿过中间弹力层相互交通。在所有年龄人群中,黄斑区 Bruch 膜的弹力层的厚度是周边区域的 1/6~1/3,其穿透性比周边区域高 2~5 倍[5]。

Bruch 膜的主要成分是Ⅰ、Ⅲ、Ⅳ、Ⅴ及Ⅵ胶原[6],胶原连接蛋白,硫酸肝素糖蛋白,硫酸软骨素/硫酸皮肤素[7-9]。Bruch 膜在正常生理状态下起到物理及生物化学屏障的功能。Bruch 膜非常类似于为 RPE 黏附提供脚手架,调节脉络膜和视网膜之间的分子弥散,形成一个阻隔细胞运动的物理屏障,限制脉络膜和视网膜之间的细胞移动[4]。

脉络膜毛细血管

脉络膜毛细血管位于脉络膜前部,是单层血管膜,与 RPE 及视网膜毗邻(图 2-2)。滋养小动脉及引流小静脉自下方以直角与毛细血管床相接。脉络膜毛细血管内皮细胞有窗孔,细胞周围有基底膜包绕,形成与 Bruch 膜交界的单层细胞膜。红细胞位于脉络膜毛细血管腔内,而噬色素细胞则位于基质内。正常的脉络膜毛细血管自基底膜有突起伸出,这些突出起到稳定和定植脉络膜毛细血管的作用。血管细胞表达 VEGF 受体 1 和 2 以及细胞间黏附分子 1(ICAM-1),后者是中性粒细胞稳固黏附所必需的[10]。

年龄相关的组织病理学改变

黄斑是人体内代谢最活跃的部分。持续暴露于光照之下以及在光激活分子作用下,会生成大量具有潜在毒性的活性氧自由基。吸收自由基的色素和复合物以及分子修复系统可以减轻氧化损伤。然而,随着时间积累,黄斑的各个部分都会出现氧化损伤,最终导致这里所描述的各种年龄相关性病变[11]。

局部及弥漫性 Bruch 膜内层增厚是主要的年龄相关性病变之一。增厚的基底膜主要由间距较宽的胶原以及异常基底膜沉着物构成, 包括基底层沉着,又称 BLamD[12],和富含有包膜或无包膜囊泡的颗粒状物质及磷脂的基底线沉着,又称 BLinD。此外,由于脂质沉着物减少,Bruch 膜嗜苏丹染色增强,还可以观察到与年龄有关的钙化及断裂(图 2-3)。随着年龄增长,脉络膜毛细血管的管径变细,密度降低(图 2-4)[11]。

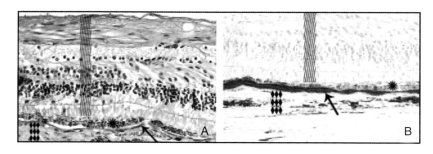

图 2-3　(A)苏木精-伊红染色可见 92 岁男性年龄相关的 Bruch 膜增厚、断裂(黑色箭头),RPE(黑色星形),脉络膜毛细血管(黑色菱形),以及视网膜(黑色虚线)(原始放大倍数 ×4)。(B)亮红钙染色显示正常的 Bruch 膜(黑色箭头),RPE(黑色星形),脉络膜毛细血管(黑色菱形),以及视网膜(黑色虚线)(原始放大倍数 ×4)。

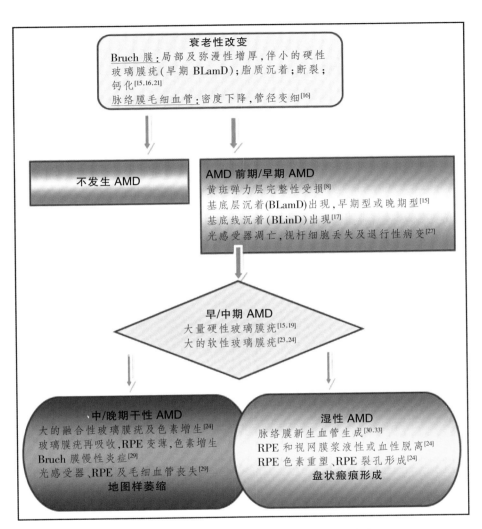

图 2-4 正常衰老及 AMD 发展过程中的组织学改变。

黄斑弹力层完整性受损

AMD 的病理改变包括黄斑区周围 Bruch 膜的中层——弹力层完整性受损[4]。黄斑弹力层完整性在 AMD 早期即已明显受损。病程晚期,不论是有活跃的脉络膜新生血管(CNV)还是盘状瘢痕(见下文)的 AMD,弹力层的厚度及完整性都明显受损。黄斑区弹力层通透性降低可能导致 RPE 细胞的黏附介质减少,色素上皮细胞不容易脱落及黄斑区 RPE 细胞丧失功能。炎症及免疫介导的病理过程,尤其是补体激活(见第 1 章),在 PRE/Bruch 膜交界处非常活跃。因此,Bruch 膜相关的弹力蛋白及胶原出现断裂、蜕变和(或)重塑(图 2-5)[4]。

基底层沉着及基底线沉着

基底层沉着(BLamD)位于 RPE 细胞膜与基底膜之间,临床检查不可见,仅能通过病理组织学查及[12-14]。BLamD 由基底膜物质及长间距胶原组成(图 2-6)。BLamD 分早期和晚期两种,其厚度与 RPE 退行性变、光感受器丢失以及视力丧失程度显著相关,晚期无定形 BLamD 伴随着更严重的 RPE 退行性变。

BLinD 由囊泡样物质组成,位于 RPE 的基底膜及内胶原层之间[14]。BLinD 实际上是 RPE 基底面的胞浆膜释放出来的膜性小体,这些小体未能

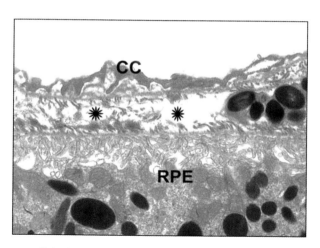

图 2-5 RPE/Bruch 膜电子显微镜可见 Bruch 膜相关的弹力蛋白及胶原断裂和退行性病变(黑色星形)(原始放大倍数×6000)。CC,脉络膜毛细血管。(Reprinted with permission from Gendron RL,Laver NV,Good WV,et al. Loss of tubedown expression as a contributing factor in the development of age-related retinopathy. *Inv Ophthalmol Vis Sci.* 2010;51[10]: 5267–5277.)

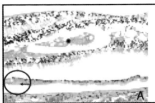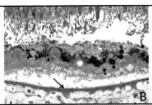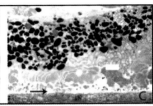

图 2-6 （A）苏木精-伊红染色可见患 AMD 及黄斑囊样水肿（黑色星形）的 76 岁男性的基底层沉着（圆圈内白色箭头）以及基底线沉着（圆圈内黑色箭头）（原始放大倍数 ×10）。（B）Toloudine 蓝染色可见晚期 AMD 患者 RPE 及 Bruch 膜（黑色箭头）之间的 BLamD（白色星形）（原始放大倍数×100）。（Reprinted with permission from Hagerman G. Age-related macular degeneration [AMD]. In: Kolb H, Nelson R, Fernandez E, Jones B, eds. *Webvision: The Organization of the Retina and Visual System*. Salt Lake City, UT: University of Utah Health Sciences Center. http://webvision. med.utah.edu.）（C）BLamD（白色星形）堆积在 RPE（白色矩形）的基底膜表面及基底层（黑色箭头）的电镜像（原始放大倍数 ×1500）。（Reprinted with permission from Hagerman G. Age-related macular degeneration [AMD]. In: Kolb H, Nelson R, Fernandez E, Jones B, eds. *Webvision: The Organization of the Retina and Visual System*. Salt Lake City, UT: University of Utah Health Sciences Center. http://webvision. med.utah.edu.）

进入内胶原层而沉积下来。内胶原层是液体流动阻力的主要产生部分。BLinD PAS 染色阳性，脂肪含量丰富。

　　AMD 最早期的病变标志是同时出现 BLinD 及持续存在的早期 BLamD（图 2-6）[14]。晚期 BLamD 堆积与 BLamD 厚度增加、RPE 退行性病变进展、视力下降、年龄增加以及临床可见的色素改变相关。一旦产生，BLamD 即持久存在，甚至在地图样萎缩及盘状瘢痕区域也可检测到。BLamD 及膜性碎片可能是 RPE 在应激状态下意图进行损伤修复的一种细胞生存策略。早期 BLamD 可以看作基底膜的多余分泌产物，这是细胞为保持与组织支架黏附的一种策略，以帮助细胞从外伤中复原。随着 BLamD 增厚，沉积物将 RPE 的基底面从原来的基底膜分开，并使之失去脉络膜血供，从而 Bruch 膜的通透性由此降低[14,15]。晚期 BLamD 的出现标志着 RPE 损伤到达了严重的阶段，分泌的基底膜物质变得更致密，RPE 细胞变得过度色素化、增大、失去微绒毛、变圆，从而无法支持和营养光感受器细胞。RPE 细胞最终失去与基底膜及邻近细胞的锚定，落入视网膜下腔[1,14,15]。

流行病学数据表明，表现为大玻璃膜疣的有大量膜性碎片的眼睛在今后5~10年发展为晚期AMD的风险很大[16]。而如果只是有色素变化，则同样时间内发生晚期AMD的风险较小，病程进展较慢。

玻璃膜疣

玻璃膜疣是临床上最早可见的眼底病变（见图2-4），但玻璃膜疣并非AMD所特有。玻璃膜疣表现为黄斑区、黄斑旁区或者周边视网膜黄白色的圆点。与AMD相关的玻璃膜疣分两种，其临床表现及预后均不相同[17]。

硬性玻璃膜疣

硬性玻璃膜疣为小的黄色结节，具有清晰的边界（图2-7），由透明物质构成，类似于透明样变性的Bruch膜，电子显微镜下呈无定形外观。硬性玻璃膜疣可以发生于任何年龄。大量的硬性玻璃膜疣是AMD患者视力丧失的独立危险因素[12,16]。

硬性玻璃膜疣存在于83%的尸体眼黄斑区[13,18]。玻璃膜疣由RPE的基底膜包裹不需要的基底细胞胞浆而形成，这与凋亡的过程非常类似，后者是胞浆自RPE的基底膜突出和脱落后排出。包裹位点在所有年龄段的眼睛里都有发现，提示这是一种正常衰老现象[18]。

在有很多小的硬性玻璃膜疣的眼睛中，Bruch膜增厚，表现为一排细小的玻璃膜疣或者2μm圆形隆起，并由无定形物质组成。所有的玻璃膜疣随时间推移都有可能消失，但取而代之的可能是AMD更严重的表现。

软性玻璃膜疣

软性玻璃膜疣较大，直径一般大于63μm，为颗粒状无定形囊泡结构，界限模糊（图2-8）。软性玻璃膜疣有好几种类型，包括BLamD局限性的脱离，伴或不伴BLinD。软性玻璃膜疣有融合倾向，这种融合是AMD的独立危险因素[17]。多发、融合的软性玻璃膜疣能造成大范围的RPE脱离，并且常常导致CNV的形成。

持续至少5年的纵向临床研究发现，晚期AMD极少发生于仅有细小硬

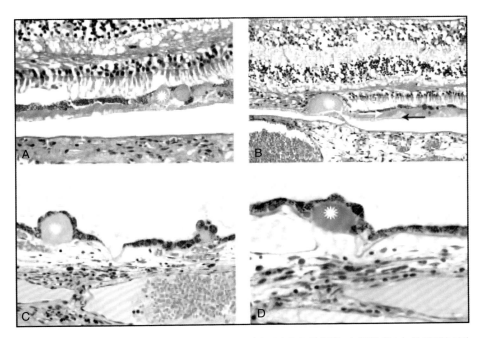

图 2-7　(A)PAS 染色可见 76 岁男性 AMD 患者视网膜上的硬性玻璃膜疣(白色星形)(原始放大倍数 ×20)。(B)PAS 染色可见 76 岁男性 AMD 患者视网膜上的硬性玻璃膜疣(白色星形)及 BLamD(白色箭头)、BLinD(黑色箭头)(原始放大倍数 ×10)。(C)苏木精–伊红染色及 (D)PAS 染色可见 86 岁女性早期 AMD 患者视网膜上的硬性玻璃膜疣 (白色星形)(原始放大倍数 ×20)。

性玻璃膜疣的眼睛,不论受累总面积的大小[19]。与疾病进展至渗出性黄斑病变相关的玻璃膜疣特征包括:存在至少 5 个玻璃膜疣、直径大于 $63\mu m$ 以及疣体有融合(见第 3 章)[20]。

玻璃膜疣的成分

组织学上,玻璃膜疣由颗粒状圆形物质、退行性病变脂质和蛋白颗粒、钙及氨基酸盐结晶、残余小体以及部分被消化的光感受器外节膜盘组成。

补体系统的成分包括 C3 补体片段,C5 以及膜攻击复合体(C5b-9)也已经在玻璃膜疣体中发现[2,21]。补体失调导致补体过度激活,从而引发免疫介导

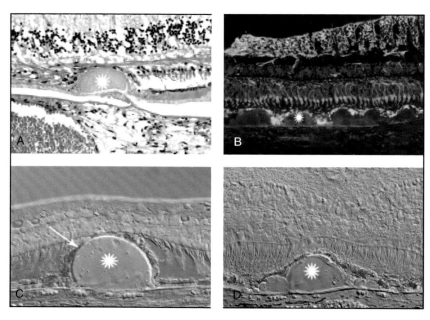

图 2-8　(A)HE 染色可见 76 岁男性 AMD 患者视网膜上的大玻璃膜疣(白色星形)(原始放大倍数×40)。(B)视盘附近融合性玻璃膜疣(白色星形)。胶质纤维蛋白阳性的星形细胞可见(绿色)，视锥细胞(红色，mAb 7G6)数量减少，并且位于玻璃膜疣之上的外节变短。细胞核着染为蓝色(DAPI 染色)。RPE 变薄并脱色素(原始放大倍数×20)。(Reprinted with permission from Milam AH，John SK. Human Retina Teaching Set. Philadelphia，PA: Scheie Eye Institute，University of Pennsylvania. http://www.uphs.upenn.edu/ophthalmology/education/teachingset.htm.)(C)Nomarski optics 电子显微镜显示巨大的玻璃膜疣(白色星形)及染为淡紫色的细胞核(原始放大倍数 ×63)。巨大玻璃膜疣上方的 RPE 变薄、脱色素(白色箭头)。(Reprinted with permission from Milam AH，John SK. Human Retina Teaching Set. Philadelphia，PA: Scheie Eye Institute，University of Pennsylvania. http://www.uphs.upenn.edu/ophthalmology/education/teachingset.htm.)(D)Nomarski optics 电子显微镜显示融合性玻璃膜疣(白色星形)，伴 RPE 变薄及脱色素(原始放大倍数 ×40)。(Reprinted with permission from Milam AH，John SK. Human Retina Teaching Set. Philadelphia，PA: Scheie Eye Institute，University of Pennsylvania. http://www.uphs.upenn.edu/ophthalmology/education/teachingset.htm.)

的损伤。补体因子 H 的一个多态位点已经被确定为 AMD 的一个重要危险因素(见第 1 章),而补体因子 H 本身就是补体活化的关键调节因子[22]。

　　玻璃膜疣形成这一病理过程与淀粉样病变性疾病相类似,例如阿尔茨海默病以及帕金森病。尽管淀粉样蛋白,例如 Aβ 肽链、甲状腺素转运蛋白、免疫球蛋白轻链以及淀粉样蛋白 A 都可以在玻璃膜疣以及 RPE 下沉积物中发现,但位于玻璃膜疣中心的非纤维寡聚体似乎是主要的毒性成分,而非淀粉样纤维。非纤维寡聚体与 Bruch 膜的内胶原层相毗邻[23]。玻璃膜疣内部和周围有抗原呈递细胞,其功能可能是帮助清除淀粉样寡聚体。

视网膜色素上皮改变导致萎缩

　　有研究表明,光感受器的凋亡在 AMD 疾病早期即已存在[24]。在非新生血管性(干性)AMD,典型的表现是色素紊乱及玻璃膜疣出现。大的、融合性玻璃膜疣形成以及由于 RPE 功能丧失导致的色素增生(见图 2-4)是初期病变,随后将进一步导致玻璃膜疣吸收、RPE 丢失及色素增生(见图 2-8)。初期萎缩后就会进入地图样萎缩的阶段。RPE 变薄及脱色素的区域可以辨别(图 2-9)。在玻璃膜疣消退以前,视网膜呈现粉红色,而玻璃膜疣变得更白、更硬。

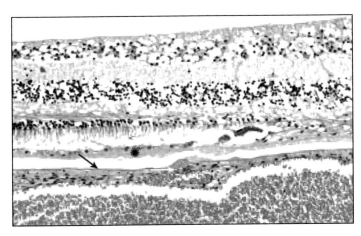

图 2-9　76 岁男性 AMD 患者 RPE 下脉络膜新生血管(白色箭头)HE 染色,同时可见基底层沉着(黑色星形)以及 Bruch 膜(黑色箭头)(原始放大倍数×10)。

还可以发现存在于地图样萎缩区边缘的 Bruch 膜的多核巨细胞及单核炎症细胞,这些细胞可能起到清除坏死细胞碎片的作用[25,26]。

在萎缩区的进展缘,RPE 的脂褐素成分含量最高,这可能与自噬、外节吞噬,以及废弃 RPE 和其光感受器吞噬有关。存活下来的光感受器是异常的视锥细胞,其内节肥大而外节缺如,无胞吞作用。因此光感受器与 RPE 细胞是一起丢失的。在萎缩区内部,光感受器、RPE 以及脉络膜毛细血管缺如。视网膜外核层也消失,于是外丛状层直接与 Bruch 膜相贴。随着 RPE 及光感受器丢失,基底线沉着也消失。脉络膜毛细血管的消失则发生在 Bruch 膜毛细血管间乳头被侵蚀后,并且在病程较长的病例,Bruch 膜变薄。

脉络膜新生血管 1 型、2 型及 3 型

新生血管性 AMD(湿性 AMD)意味着在视网膜神经上皮与色素上皮之间和(或)视网膜色素上皮与 Bruch 膜之间存在液体、渗出物和(或)血管。由于与渗出性 AMD 相关的新生血管膜一般来自脉络膜,并通过 Bruch 膜裂隙穿入视网膜下腔或色素上皮下腔(图 2-10),因而被称为 CNV(见图 2-4)[20,27]。

长入色素上皮下腔并对外层视网膜造成损害的 CNV 为 1 型 CNV(图 2-11),如果新生血管长入视网膜下腔,则称之为 2 型 CNV。视网膜血管瘤样增生是一种特殊类型的 CNV,其新生血管膜可能不仅仅来自脉络膜,还来自深层视网膜毛细血管,称之为 3 型 CNV[28]。

AMD 早期,这些新生血管很像毛细血管,随着时间推移,逐渐演变为动静脉。CNV 可以引起浆液性和(或)血性 RPE 和视网膜脱离、色素重塑、渗出以及 RPE 撕裂[29]。

CNV 可以被看作是 RPE 受损的一种瘢痕修复反应。一种名为色素上皮衍生因子的 RPE 蛋白对眼部新生血管具有抑制作用。众所周知的血管生成因子 VEGF 则由血管内皮细胞、周细胞、胶质细胞、Müller 细胞、神经节细胞、光感受器细胞以及 RPE 产生。CNV 的生长取决于抗血管生成因子与血管生成因子之间的平衡。有 CNV 的眼内 VEGF 增加的机制尚不明确,但是 VEGF 在缺氧、糖和蛋白 C 高度活化、晚期糖基化终末产物、活性氧自由基、活化的肿瘤基因以及各种细胞因子的组织内通常会过度表达。

黄斑下手术取出的 CNV 的组织病理学检查已经证实 VEGF 的存在。在

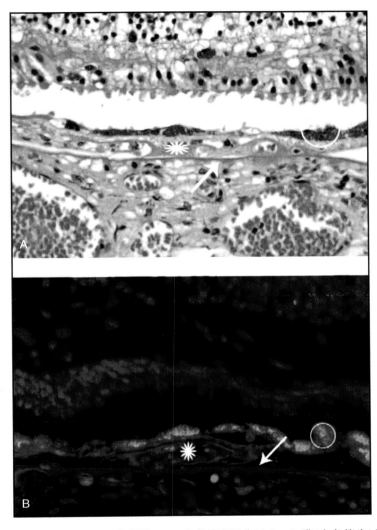

图 2-10　(A)HE 染色显示 76 岁男性 AMD 患者黄斑区位于 Bruch 膜(白色箭头)及 RPE
(白色圈)之间的 1 型脉络膜新生血管(白色星形)(原始放大倍数×20)。(B)1 型脉络膜新
生血管(白色星形)、RPE(白色圈)以及 Bruch 膜(白色箭头)。细胞核着染为蓝色(DAPI 染
色),RPE 细胞着染为橙色(原始放大倍数×20)。(Reprinted with permission from Milam AH,
John SK. Human Retina Teaching Set. Philadelphia,PA: Scheie Eye Institute,University of
Pennsylvania. http://www.uphs.upenn.edu/ophthalmology/education/teachingset.htm.)

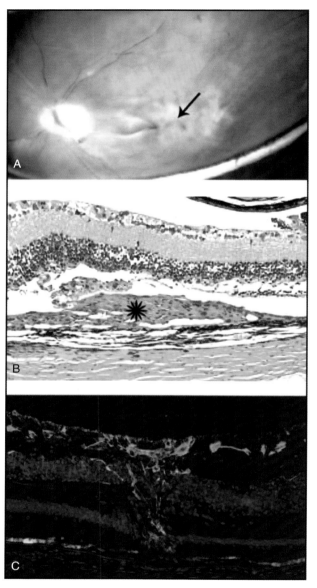

图 2-11   (A)76 岁男性湿性 AMD 患者黄斑区的低倍镜下检查表现（黑色箭头）（原始放大倍数×1）。(B)90 岁女性晚期 AMD 患者盘状 RPE 下腔瘢痕的 HE 染色（黑色星形）（原始放大倍数 ×10）。(C)地图样萎缩区,伴具有活性的 Müller 细胞染为绿色（抗胶质纤维酸性蛋白）,并填充光感受器丧失的区域。细胞核染为蓝色（DAPI 染色）,RPE 细胞染为橙色（原始放大倍数 ×20）。(Reprinted with permission from Milam AH,John SK. Human Retina Teaching Set. Philadelphia, PA: Scheie Eye Institute, University of Pennsylvania. http://www.uphs.upenn.edu/ophthalmology/education/teachingset.htm.)

CNV 组织里,血管生长因子(即从已经存在的血管上长出新的血管)和血管生成因子(即长出新的血管)均存在。至少 20%的内皮细胞是骨髓来源的祖细胞,这些内皮细胞参与活化邻近的血管内皮细胞以形成新的血管结构。整联蛋白及基质金属蛋白酶是血管内皮细胞迁移及细胞外基质重塑的重要因子,而这一过程与 CNV 突破 Bruch 膜密切相关[29-31]。血小板衍生因子负责"召集"周细胞到新生血管的部位以促进血管成熟。若 Bruch 膜的完整性及弹性受到损坏,就会导致 CNV 侵入视网膜下腔或者色素上皮下腔。

盘状瘢痕形成

如果不治疗,新生血管性 AMD 必定进展至瘢痕期,形成盘状瘢痕。瘢痕可以是血管性的,也可以是无血管性的(见图 2-11)[31]。瘢痕位于 BLamD 与残余 Bruch 膜之间,或与 BLinD 一起位于黄斑下的 RPE 下腔,并伴随中心暗点和中心视力丧失。盘状瘢痕主要由纤维组织构成,与之对应的 CNV 病灶则同时含有纤维和血管成分。

小结

无论干性还是湿性 AMD,光感受器、RPE、Bruch 膜及脉络膜毛细血管之间的正常关系均受到破坏,从而导致所有这些成分功能受损甚至死亡。AMD 的不同组织病理改变其实是一个自基底层沉着出现、RPE 受损、脱色素、增生、萎缩、软性玻璃膜疣形成、脉络膜新生血管生成到最终盘状瘢痕组织形成的连续过程。

致谢

特别感谢 Nada Farhat,MD,MPH 绘制图 2-1A 中 RPE、Bruch 膜以及脉络膜毛细血管复合体。

(李茅 译　万鹏霞 吴联群 审校)

参考文献

1. Palczewski K. Chemistry and biology of vision. *J Biol Chem*. 2012;287(3):1612-1619.
2. Adamis AP, Shima DT, Yeo KT, et al. Synthesis and secretion of vascular permeability factor/vascular endothelial growth factor by human retinal pigment epithelial cells. *Biochem Biophys Res Commun*. 1993;193(2):631-638.
3. Blaauwgeers HG, Holtkamp GM, Rutten H, et al. Polarized vascular endothelial growth factor secretion by human retinal pigment epithelium and localization of vascular endothelial growth factor receptors on the inner choriocapillaris: evidence for a trophic paracrine relation. *Am J Pathol*. 1999;155(2):421-428.
4. Bhutto I, Lutty G. Understanding age-related macular degeneration (AMD): relationships between the photoreceptor/retinal pigment epithelium/Bruch's membrane/choriocapillaris complex. *Mol Aspects Med*. 2012;33(4):295-317.
5. Chong NHV, Keonin J, Luthert PJ et al. Decreased thickness and integrity of the macular elastic layer of Bruch's membrane correspond to the distribution of lesions associated with age-related macular degeneration. *Am J Pathol*. 2005;166(1):214-251.
6. Chen L, Miyamura N, Ninomiya Y, Handa JT. Distribution of the collagen IV isoforms in human Bruch's membrane. *Br J Ophthalmol*. 2003;87(2):212-215.
7. Pauleikhoff D, Zuels S, Sheraidah GS, Marshall J, Wessing A, Bird AC. Correlation between biochemical composition and fluorescein binding of deposits in Bruch's membrane. *Ophthalmology*. 1992;99(10):1548-1553.
8. Aisenbrey S, Zhang M, Bacher D, Yee J, Brunken WJ, Hunter DD. Retinal pigment epithelial cells synthesize laminins, including laminin 5, and adhere to them through alpha3- and alpha6-containing integrins. *Invest Ophthalmol Vis Sci*. 2006;47(12):5537-5544.
9. Hewitt AT, Nakazawa K, Newsome DA. Analysis of newly synthesized Bruch's membrane proteoglycans. *Invest Ophthalmol Vis Sci*. 1989;30(3):478-486.
10. Hogan MJ. Ultrastructure of the choroid: its role in the pathogenesis of chorioretinal diseases. *Trans Pac Coast Otoophthalmol Soc Annu Meet*. 1961;42:61-87.
11. Jarrett SG1, Boulton ME. Consequences of oxidative stress in age-related macular degeneration. *Mol Aspects Med*. 2012;33(4):399-417.
12. Sarks S, Cherepanoff S, Killingsworth M, Sarks J. Relationship of basal laminar deposit and membranous debris to the clinical presentation of early age-related macular degeneration. *Inv Ophthalm Vis Sci*. 2007;48(3):968-977.
13. Green WR, Enger C. Age-related macular degeneration histopathologic studies; the 1992 Lorenz E. Zimmerman lecture. *Ophthalmology*. 1993;100:1519-1535.
14. Curcio C, Millican C. Basal linear deposit and large drusen are specific for early age-related maculopathy. *Arch Ophthalmol*. 1999;117:329-339.
15. Binder S, Falkner-Radler CI. Age-related macular degeneration I: types and future directions. In: Cavallotti CA, Cerulli L, eds. *Age-Related Changes of the Human Eye*. Totowa, NJ: Humana Press; 2008:239-256.
16. Bird AC, Bressler NM, Bressler SB, et al. An international classification and grading system for age-related maculopathy and age-related macular degeneration. The International ARM Epidemiological Study Group. *Surv Ophthalmol*. 1995;39(5):367-374.
17. Abdelsalam A, Zarbin MA. Review of drusen pathogenesis, natural history and laser photocoaguation-induced regression in age-related macular degeneration. *Surv Ophthalmol*. 1999;44(1):1-29.

18. Spraul CW, Grossniklaus HE. Characteristics of drusen and Bruch's membrane in postmortem eyes with age-related macular degeneration. *Arch Ophthalmol*. 1997;115(2):267-273.

19. Age-Related Eye Disease Study Research Group. A randomized, placebo-controlled, clinical trial of high-dose supplementation with vitamins C and E, beta carotene, and zinc for age-related macular degeneration and vision loss: AREDS report no. 8. *Arch Ophthalmol*. 2001;119:1417-1436.

20. van der Schaft TL, Mooy CM, de Bruijn WC, Oron FG, Mulder PG, de Jong PT. Histologic features of the early stages of age-related macular degeneration: a statistical analysis. *Ophthalmology*. 1992;99:278-286.

21. Jager RD, Mieler WF, Miller JW. Age-related macular degeneration. *N Engl J Med*. 2008;358(24):2606-2617.

22. Hageman GS, Anderson DH, Johnson LV, et al. A common haplotype in the complement regulatory gene factor H (HF1/CFH) predisposes individuals to age related macular degeneration. *Proc Natl Acad Sci U S A*. 2005;102(20):7227-7232.

23. Luibl V, Isas JM, Kayed R, Glabe CG, Langen R, Chen J. Drusen deposits associated with aging and age-related macular degeneration contain nonfibrillar amyloid oligomers. *J Clin Invest*. 2006;116(2):378-385.

24. Curcio CA, Medeiros NE, Millican CL. Photoreceptor loss in age-related macular degeneration. *Invest Ophthal Vis Sci*. 1996;37:1236-1249.

25. Ferris FL, Davis MD, Clemons TE, et al. A simplified severity scale for age-related macular degeneration: AREDS report no. 18. *Arch Ophthalmol*. 2005;123(11):1570-1574.

26. Green RW. Histopathology of age-related macular degeneration. *Mol Vis*. 1999;5:27.

27. Grossniklaus HE, Green WR. Choroidal neovascularization. *Am J Ophthalmol*. 2004;137(3):496-503.

28. Grossniklaus HE, Martinez JA, Brown VB, et al. Immunohistochemical and histochemical properties of surgically excised subretinal neovascular membranes in age-related macular degeneration. *Am J Ophthalmol*. 1992;114(4):464-472.

29. Espinosa-Heidmann DG, Caicedo A, Hernandez EP, Csaky KG, Cousins SW. Bone marrow-derived progenitor cells contribute to experimental choroidal neovascularization. *Invest Ophthalmol Vis Sci*. 2003;44(11):4914-4919.

30. Sengupta N, Caballero S, Mames RN, Timmers AM, Saban D, Grant MB. Preventing stem cell incorporation into choroidal neovascularization by targeting homing and attachment factors. *Invest Ophthalmol Vis Sci*. 2005;46(1):343-348.

31. Tomita M, Yamada H, Adachi Y, Cui Y, Yamada E, Higuchi A. Choroidal neovascularization is provided by bone marrow cells. *Stem Cells*. 2004;22(1):21-26.

第**3**章 临床诊断、疾病分类以及门诊咨询

Sana Nadeem，MBBS，Nadia K. Waheed，MD，MPH

年龄相关性黄斑变性(AMD)通常根据典型的临床特征确诊。对 AMD 患者而言，疾病分类有助于对病情风险评估分级。AMD 通常分为以下两种类型：①非新生血管性(萎缩性或干性)；②新生血管性(渗出性或湿性)。

干性 AMD 的临床表现包括出现玻璃膜疣、视网膜色素上皮(RPE)隆起、RPE 色素脱失，严重者表现为地图样萎缩(图 3-1 和图 3-2)。湿性 AMD 的黄斑区会出现脉络膜新生血管，从而会导致色素上皮下出血、积液、晚期甚至会出现盘状瘢痕。对于干性 AMD 患者，通过检查其临床特点有助于预测 AMD 进展的危险因素。高危因素包括以下几点：玻璃膜疣数量大于 5，玻璃膜疣大于 63μm，边界不清和(或)相互融合的玻璃膜疣，色素上皮层异常，和(或)对侧眼出现进展期的 AMD(地图样萎缩或脉络膜新生血管)[1-4]。

本章主要介绍各种临床检查方法。这些基础检查方法有助于眼底病医生对 AMD 日常诊断和处理、鉴别不同类型 AMD 和解答患者咨询的一些重要内容。第 1 章我们对主要危险因素的评估进行了探讨，如家族史、营养状况、心血管危险因素、吸烟史和基因检测。在此书后面的一些章节里，我们也会讨论到一些关于湿性 AMD 的治疗范例，这是一个不断进展的领域。

AMD 的症状

早期 AMD 经常无症状，只有行常规眼底检查时才能发现。通常的症状包括中心视力模糊、精细阅读困难、视物变形、旁中心暗点、色觉异常、闪光、对比敏感度异常、暗适应差。湿性 AMD 通常单眼发病，常最初表现为突然的视物变形和(或)中心视力下降。

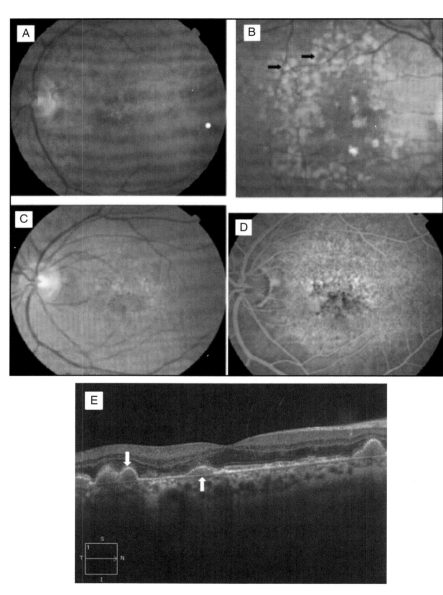

图3-1　(A)干性AMD早期出现的中等大小的玻璃膜疣。(B)干性AMD晚期大量大型软性玻璃膜疣(箭头)和视网膜色素上皮层改变。(C)表皮玻璃膜疣。(D)在眼底荧光血管造影(FFA)上玻璃膜疣表现得更多。(E)OCT扫描玻璃膜疣,显示Bruch膜层面的赘生物。

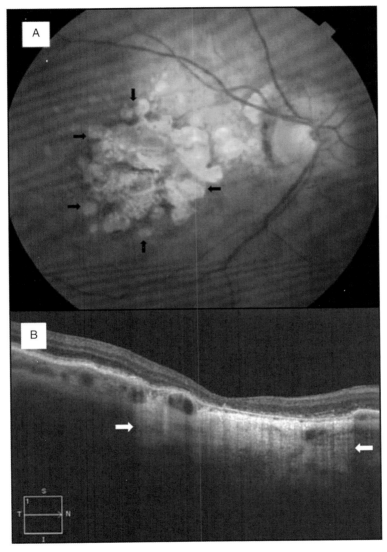

图 3-2　(A)伴有地图样萎缩的萎缩 AMD(黑色箭头)。可以透见萎缩灶下的脉络膜血管。(B)OCT 扫描地图样萎缩灶,显示视网膜变薄,视网膜外层丢失,并且反向阴影(两个箭头之间的区域)。脉络膜层变薄也是一个特征。

干性 AMD 的体征

玻璃膜疣是位于视网膜色素上皮层下细胞外的碎片沉积物，呈黄白色外观。它们经常出现在黄斑区，但是也可出现在视网膜任何区域。黄斑区的玻璃膜疣对 AMD 的诊断才是有意义的。干性 AMD 的标志是黄斑区大量小的、中等大小或者大玻璃膜疣，伴或不伴随视网膜色素上皮层的异常[5,6]。玻璃膜疣的直径可与进入视乳头的视网膜静脉的管径进行比较，后者均值为 125μm。小玻璃膜疣直径<63μm，中等大小玻璃膜疣直径为 63~125μm，大玻璃膜疣直径≥125μm。

玻璃膜疣又可分为软性和硬性玻璃膜疣。典型的硬性玻璃膜疣体积小，边界清晰，呈黄色的疣状赘生物，经常被认为是正常的老化表现。然而，大量硬性玻璃膜疣的出现增加了进展为 AMD 的风险。软性玻璃膜疣更大，边界不清。伴有软性玻璃膜疣的患者通常被认为是正罹患干性黄斑变性。软性玻璃膜疣会融合在一起，形成玻璃膜疣化的色素上皮层脱离。软性玻璃膜疣也可能会自发分解，这个过程有时会伴随着 RPE 层和脉络膜毛细血管层的萎缩。

表皮样玻璃膜疣是玻璃膜疣的一个变种，意味着 RPE 层的基底膜增厚，通常提示视力预后较好，很少进展为湿性 AMD。在眼底荧光造影检查中，常常表现为大量体积小、强荧光的病变（远多于临床检查所见），典型的"星空"临床特征[7]。假性卵黄状黄斑变性的视网膜下黄色物质的沉积可和基底膜玻璃膜疣同时出现。

网状玻璃膜疣在眼底自发荧光(FAF)和(或)蓝光成像图片上最易观察，呈网状、体积较小的黄色病灶。OCT 检查显示这些病变位于色素上皮层和视网膜之间，而不是位于视网膜色素上皮下。这种玻璃膜疣很有可能会进展为严重的黄斑变性[8]。

其他干性 AMD 的特征性改变包括 RPE 色素沉着或脱失、地图样萎缩。黄斑处色素沉着的病灶增加了进展期 AMD 的恶化风险。脱色素改变病灶可独立出现，也可伴随玻璃膜疣出现。地图样萎缩是干性 AMD 的进展期表现，可看到边界清晰的 RPE 层色素脱失区域。根据 RPE 萎缩程度的不同，还可以看到其下面的脉络膜毛细血管[8,9]。

湿性 AMD 的体征

　　湿性 AMD 的特点是出现脉络膜新生血管(CNV)，可能出现在 RPE 下，也可能出现在视网膜下，极少情况下会出现在视网膜各层间。在黄斑区，CNV 在视网膜下呈灰色或青色病变。这些病变可能与视网膜层间水肿、PRE 脱离和(或)视网膜下积液相关[110]。我们可以看到相关的脂质沉积和硬性渗出，也可以看到出血灶(RPE 下、视网膜下、视网膜间或此类疾病中很少见的大量出血，视网膜前和玻璃体腔)。RPE 脱离可能进展成为 RPE 撕裂。湿性 AMD 晚期，可出现盘状纤维瘢痕，最终会导致严重的不可逆视力损害。

裂隙灯显微镜检查

　　干性 AMD 的诊断最开始主要是基于黄斑处临床检查来确诊。大多数情况下采用的是 60D、90D 或 78D 的前置镜，少数情况下也采用接触镜。可以很直接地看到干性 AMD 典型的玻璃膜疣，以及相关的 RPE 改变和地图样萎缩灶。伴有 CNV 的患眼也可以看到这些病变。湿性 AMD 镜下可看到视网膜下浆液性隆起、视网膜出血、色素上皮脱离、视网膜层间或视网膜下积液、硬性渗出，和(或)肉眼可见的视网膜下 CNV 膜，这些体征提示诊断高度倾向为湿性 AMD，特别是在对侧眼已经确诊为 AMD 的情况下。然而，通常需要一些辅助性影像，特别是眼底荧光造影(FFA)和(或)OCT 来确定或证实诊断。

视网膜影像技术

　　第 4 章对以下的影像技术做了非常详细的介绍。然而，由于视网膜影像结果对诊断和分类非常重要，因此在这里需要简单地讨论一下。

眼底荧光造影(FFA)

　　在 FFA 图像里，玻璃膜疣通常表现为强荧光、边界清楚的病灶，并且荧光不渗漏[6,11]。地图样萎缩灶表现为边界清楚的窗样缺损。尤其重要的是，FFA 仍然被认为是发现新鲜 CNV 的金标准。CNV 在 FFA 的表现可用来诊断或确诊湿性 AMD，并且在湿性 AMD 亚型(图 3-3)的分类上有着重要作用。

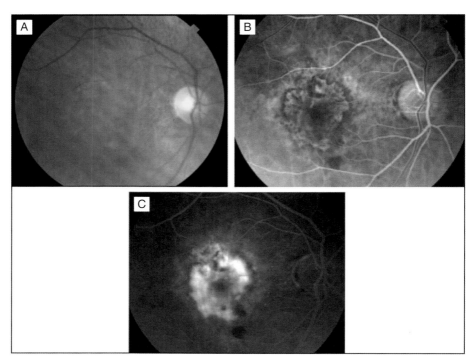

图 3-3 典型的脉络膜新生血管膜。(A)眼底彩照显示视网膜出血。FFA 图像显示:(B)花边图案早期高荧光和(C)晚期荧光渗漏。

光学相干断层扫描(OCT)

OCT 已经开始成为诊断和随访 AMD 的非常重要手段之一。它不仅在诊断早期疾病、记录病灶范围上非常有用,同时在评估疗效和指导治疗方案上也非常重要(图 3-4)。它可以和其他检查手段结合用于诊断和鉴别 AMD。通过连续不同时间点的 OCT 检查,可以监测治疗方案的疗效,判断疾病的活动性,以及检测视网膜、脉络膜和视网膜前膜微观改变[12-14]。

眼底自发荧光(FAF)

FAF 是一种简单、快捷、敏感的无创检查工具,有助于诊断 AMD,特别是有助于测量地图样萎缩灶的面积或鉴别诊断 AMD[15]。

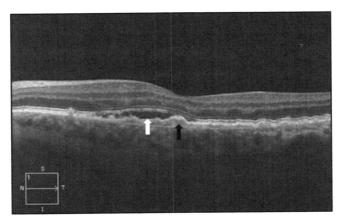

图 3-4　OCT 扫描一只湿性 AMD 的患眼，白色箭头所示为视网膜下积液。同时也可以看到黑色箭头所示的玻璃膜疣。

吲哚菁绿造影检查(ICGA)

一般来讲，ICGA 对 CNV 的鉴别作用比 FA 弱。然而，在鉴别湿性 AMD 与潜在的伪装综合征比如中心性浆液性脉络膜视网膜病变(CSC)、息肉状脉络膜血管病变(PCV)和视网膜血管瘤样增生性疾病时，ICGA 的作用明显[16]。

B 超

少数情况下，如由于 CNV 出现玻璃体腔内浓厚的出血妨碍诊断或大量的出血性黄斑病变影响诊断时，眼部超声可通过不同的回声信息用于鉴别 CNV 和后极部脉络膜肿瘤[17]。

AMD 的分类

AMD 的分类方法有多种。这些分类方法主要以年龄相关性眼病研究(AREDS)的研究发现为基础，大部分被借鉴用来对有发展成严重疾病的长期风险进行分类[18]。在 AREDS 研究里面，患者被分为 4 类：

- 1 级：无玻璃膜疣或很少的小玻璃膜疣(<63μm)；
- 2 级：大量小玻璃膜疣，少许中等大小玻璃膜疣(63~125μm)，和(或)

视网膜色素上皮异常;

　　● 3 级:大量中等大小的玻璃膜疣,最少有一个大玻璃膜疣(≥125μm),和(或)未侵及黄斑中心凹的地图样萎缩;

　　● 4 级:地图样萎缩侵及黄斑中心凹,和(或)伴有其他湿性 AMD 的特征。

　　最近,26 位 AMD 专家,1 位神经眼科学家,2 位会议主席和 1 位方法学家会面并举行了一场研讨会议,构建了一个更为清晰的 AMD 分类系统[19]。该分类方法是基于评估黄斑区中心凹周边两个视盘直径范围内的病变,具体如下:

　　● 无明显的年龄相关性病变:无玻璃膜疣和与 AMD 相应的 RPE 病变;

　　● 正常的年龄相关性病变:小玻璃膜疣(< 63μm),无色素上皮病变;

　　● 早期 AMD:中等大小玻璃膜疣(63~125μm),无色素上皮病变;

　　● 中期 AMD:中等大小的玻璃膜疣伴随与 AMD 相关的色素上皮层病变,或者出现更大的玻璃膜疣(≥125μm);

　　● 晚期 AMD:任何地图样萎缩灶或者形成 CNV。

　　对于湿性 AMD,由 Gass[20]描述的一个古老但仍被广泛应用的分类系统,将湿性 AMD 分为视网膜下和 RPE 下两种类型,分别对应 FA 检查中的经典型和隐匿型 CNV。随后,Gass[20]采用术语 1 型和 2 型,而 Freund 等[21]在此基础上又定义了第 3 种类型 CNV:

　　● 色素上皮下型(1 型):CNV 只限于 RPE 下空间,在 FA 检查表现为隐匿型 CNV;

　　● 视网膜下型(2 型):CNV 通过断裂的 RPE 层长入视网膜下空间,并长入感觉神经性视网膜和 RPE 层之间,在 FA 检查表现为经典型 CNV;

　　● 视网膜内型(3 型):3 型 CNV 最早是由 Freund 等[21]描述的在视网膜内的新生血管,也就是大家认为的视网膜血管瘤样增生。除 CNV 其他的典型体征外,此型还通常表现为视网膜内出血、渗出和水肿。有时能够看到视网膜内和视网膜下 CNV 的吻合处。

基于 FA 表现的分类

　　这是一种基于 FA 表现的为湿性 AMD 设计的分类系统, 它尤其与激光以及光动力学疗法的时期相关。然而,在抗血管内皮生长因子(抗 VEGF)治疗的时期,该分类系统用于诊治的相关性正在变小[11]。通过 FA,CNV 被分为两种主要类型:经典型 CNV 和隐匿型 CNV。基于 FA 结果的湿性 AMD 分类将在第 4 章详细探讨。

脉络膜新生血管膜表现为经典型和隐匿型 CNV 相结合的特征, 其又被细分为主要经典型和轻微经典型 CNV。经典型 CNV 成分占整个病变区域的50%或以上被称为主要经典型 CNV,少于 50% 的被称为轻微经典型 CNV。

根据和黄斑中心凹无血管区(FAZ)的关系,脉络膜新生血管膜又被细分成 3 类:

黄斑中心凹外 CNV:距 FAZ 中心 ≥ 200μm,< 2500μm;

黄斑中心凹旁 CNV:距 FAZ 中心 ≥1μm,<199μm;

黄斑中心凹下 CNV:处于 FAZ 中心下方。

基于检查结果的危险分级

根据 AREDS 研究采用的 4 分类等级系统,第二类的患眼 5 年内至少一只眼进展为晚期 AMD 的概率为 1.3%, 第三类的为 18.3%, 第四类的为43.9%(表 3-1)[18]。仅根据临床检查,AREDS 研究小组在 2005 年提出了一种"简化的严重程度分级" 来帮助大家更好地理解进展为晚期 AMD 的危险因素[22]。该等级的划分依据以下 3 项观察:①玻璃膜疣的大小及分布面积与疾病进展相关;②无 RPE 色素增生的视网膜地图样萎缩很少见;③双眼出现大玻璃膜疣比单眼更易进展为晚期的 AMD。根据这些发现,研究者设计了"简化的严重程度分级",每个等级对应的危险百分比均可通过计算得出(表 3-2)。这个危险分级是通过临床检查结果得出的,依然被很多临床医生用于评估疾病的 5 年预后、与患者沟通以及决定复诊频率。

为 AMD 患者提供咨询

治疗方案

在第 1 章中,我们讨论了治疗结果的各种可变因素。医生需要指导 AMD患者改变生活方式、均衡饮食(富含类胡萝卜素和叶黄素)、戒烟和控制体重。

表3-1　AREDS 对进展为疾病晚期的风险评估 *

危险因素	风险(%)
0	0.4
1	3.1
2	11.8
3	25.9
4	47.3

* 出现大面积玻璃膜疣记 1 分;视网膜色素上皮细胞改变记 1 分;两只眼均出现大量中等大小的玻璃膜疣记 1 分;一只眼出现晚期 AMD 记 2 分。

Adapted from Ferris FL, Davis MD, Clemons TE, et al. A simplified severity scale for age-related macular degeneration: AREDS report no. 18. *Arch Ophthalmol.* 2005;123(11):1570–1574.

除非患者不能服用各种维生素,应该建议中度和重度 AMD 患者采用改良的 AREDS2 多种维生素配方作为防治方法(见第 1 章)[23]。该方法包括以下主要内容:

- 500mg 维生素 C;
- 400IU 维生素 E;
- 25mg 氧化锌;
- 2mg 氧化铜;
- 10mg 叶黄素和 2mg 玉米黄素。

湿性 AMD 的处理涉及一种或多种更为激进的治疗,抗 VEGF 疗法通常作为一线治疗方法,但是其他的治疗方法,如光动力学疗法(PDT)和局部光凝,也有一定作用。在 AMD 患者接受不同治疗方案之前,医生需要和他们充分讨论和沟通各种方案的利与弊,在患者知情并同意后,帮助他们选择最适合自己的治疗方案。在本书后续章节将会详细介绍各种湿性 AMD 的治疗方法。

患者自我家庭监测

患者在家进行自我单眼监测对于及早发现新的疾病进展非常重要。因为

表 3-2　重度 AMD 的 5 年发病率(AMD 高危患者一眼或双眼发病)

危险因子	双眼无重度 AMD 患者的基线水平 [*]			单眼患重度 AMD 患者的基线水平 [†]		
	风险人群	5 年后进展为重度 AMD 的人数	百分比 (%)	风险人群	5 年后进展为重度 AMD 的人数	百分比 (%)
0	1466	6	0.4			
1	635	20	3.1			
2	455	55	11.8	149	22	14.8
3	328	85	25.9	178	63	35.4
4	317	150	47.3	273	145	53.1

AMD,年龄相关性黄斑变性。

[*] 任一眼如有大面积玻璃膜疣改变,危险因子记为 1 分;任一眼如有色素上皮层病变,危险因子记为 1 分;如果双眼都没有大玻璃膜疣,而双眼又有中等大小的玻璃膜疣,危险因子记为 1 分。

[†] 患眼如有新生血管性 AMD,危险因子记为 2 分;如果同时具有大面积玻璃膜疣改变,再额外加上 1 分;如同时又有色素上皮层病变,再额外加上 1 分。

Reprinted with permission from Ferris FL, Davis MD, Clemons TE, et al. A simplified severity scale for age-related macular degeneration: AREDS report no. 18. *Arch Ophthalmol.* 2005; 123(11):1570–1574.

一旦转变为湿性 AMD,疾病通常会发展迅速,造成不可逆的视力损害,且对于单眼发病的患者,由于健眼对患眼视力损害有补偿作用,患者往往难以察觉患眼病情进展。长期以来,Amsler 表被认为是 AMD 患者自我评估中心视力(注视点周围中心 20°的视野)、查找新的中心或周边视野盲点和发现视物变形症的一种重要而简单的方法。这种方法让患者利用一张 Amsler 表至少每周一次规律地自测单眼中心视力,一旦出现新变化,需要马上咨询眼科医生。

　　然而,经典的 Amsler 表并不能提供定量检测结果。研究者开发了一种电脑程序化的 Amsler 表,这种表对筛查两种 AMD 患者都有更好的敏感性,可以评估疾病严重性、区别萎缩性和渗出性 AMD,定量评价疗效[24,25]。很多其他的家庭辅助监测方法对高危患者进行自我监测也有更多的益处。这些方法在检测由 CNV 进展导致的新的暗点方面更敏感。这些检测措施中比较有优势的措施包括高敏视野测量、黄斑地形图检测、噪声场视野计[26–29]。然而，这些检查基本尚未常规应用于临床。

低视力

丧失视力的终末期 AMD 患者最终可能从帮助他们能够最大化利用残存视力的低视力康复治疗中获益。这些康复措施包括优化照明的训练、采用高对比度及大字码打印文字、使用放大镜阅读、减轻视野盲点影响的方法、使用助视设备（如给视力严重丢失的患者使用闭路电视）。

小结

AMD 的诊断主要依靠典型的临床表现和裂隙灯显微镜下眼底改变。AMD 分为两种类型：干性（萎缩性，无血管性）和湿性（渗出性，新生血管性）。典型的体检特征和辅助检查有助于疾病的诊断。如一眼有典型的大面积玻璃膜疣、色素上皮层异常以及晚期 AMD，则对侧眼极有可能进展为 AMD。建议中重度 AMD 患者服用 AREDS2 提出的复合维生素配方。AMD 患者在家应该使用 Amsler 表和其他家庭监测设备来监测视力。重度 AMD 患者应接受低视力评估和辅导。

（万鹏霞 译　李茅 刘清云 审校）

参考文献

1. Klein R, Klein BEK, Jensen SC, Meuer SM. The five-year incidence and progression of age-related maculopathy. The Beaver Dam Eye Study. *Ophthalmology*. 1997;104:7-21.
2. Bressler NM, Munoz B, Maguire MG, et al. Five-year incidence and disappearance of drusen and retinal pigment epithelial abnormalities. Waterman Study. *Arch Ophthalmol*. 1995;113:301-308.
3. Lee MY, Yoon J, Ham DI. Clinical features of reticular pseudodrusen according to fundus distribution. *Br J Ophthalmol*. 2012;96(9):1222-1226.
4. Bressler NM, Silva JC, Bressler SB, Fine SL, Green WR. Clinicopathologic correlation of drusen and retinal pigment epithelial abnormalities in age-related macular degeneration. *Retina*. 1994;14(2):130-142.
5. Abdelsalam A, Del Priore L, Zarbin MA. Drusen in age-related macular degeneration: pathogenesis, natural course, and laser photocoagulation-induced regression. *Surv Ophthalmol*. 1999;44(1):1-29.

6. Spaide RF, Curcio CA. Drusen characterization with multimodal imaging. *Retina*. 2010;30(9):1441-1454.

7. Russell SR, Mullins RF, Schneider BL, Hageman GS. Location, substructure, and composition of basal laminar drusen compared with drusen associated with aging and age-related macular degeneration. *Am J Ophthalmol*. 2000;129(2):205-214.

8. Zweifel SA, Imamura Y, Spaide TC, Fujiwara T, Spaide RF. Prevalence and significance of subretinal drusenoid deposits (reticular pseudodrusen) in age-related macular degeneration. *Ophthalmology*. 2010;117(9):1775-1781.

9. Bird AC, Bressler NM, Bressler SB, et al. An international classification and grading system for age-related maculopathy and age-related macular degeneration. The International ARM Epidemiological Study Group. *Surv Ophthalmol*. 1995;39(5):367-374.

10. Biarnés M, Monés J, Alonso J, Arias L. Update on geographic atrophy in age-related macular degeneration. *Optom Vis Sci*. 2011;88(7):881-889.

11. Barbezetto I, Burdan A, Bressler NM, et al. Photodynamic therapy of subfoveal choroidal neovascularization with verteporfin: fluorescein angiographic guidelines for evaluation and treatment—TAP and VIP report No. 2. *Arch Ophthalmol*. 2003;121(9):1253-1268.

12. Tan CS, Heussen F, Sadda SR. Peripheral autofluorescence and clinical findings in neovascular and non-neovascular age-related macular degeneration. *Ophthalmology*. 2013;120(6):1271-1277.

13. Lumbroso B, Rispoli M. *Practical Handbook of OCT: Retina, Choroid, Glaucoma*. New Dehli, India: Jaypee Brothers Medical Publishers; 2012.

14. Adhi M, Duker JS. Optical coherence tomography—current and future applications. *Curr Opin Ophthalmol*. 2013;24(3):213-221.

15. Cuba JJ, Gómez-Ulla F. Fundus autofluorescence: applications and perspectives. *Arch Soc Esp Oftalmol*. 2013;88(2):50-55.

16. Fernandes LH, Freund KB, Yannuzzi LA, et al. The nature of focal areas of hyperfluorescence or hot spots imaged with indocyanine green angiography. *Retina*. 2002;22:557-568.

17. Kubicka-Trzaska A. Differential diagnosis of exudative age-related macular degeneration with posterior pole choroidal tumors [in German]. *Klin Oczna*. 2005;107(1-3):147-155.

18. Age-Related Eye Disease Study Research Group. A randomized, placebo-controlled, clinical trial of high-dose supplementation with vitamins C and E, beta carotene, and zinc for age-related macular degeneration and vision loss: AREDS report no. 8. *Arch Ophthalmol*. 2001;119(10):1417-1436.

19. Ferris FL III, Wilkinson CP, Bird A, et al. Clinical classification of age-related macular degeneration. *Ophthalmology*. 2013;120(4):844-851.

20. Gass JDM. Biomicroscopic and histologic considerations regarding the feasibility of surgical excision of subfoveal neovascular membranes. *Am J Ophthalmol*. 1994;18:285-298.

21. Freund KB, Ho IV, Barbazetto IA, et al. Type 3 neovascularization: the expanded spectrum of retinal angiomatous proliferation. *Retina*. 2008;28(2):201-211.

22. Ferris FL, Davis MD, Clemons TE, et al. A simplified severity scale for age-related macular degeneration: AREDS Report No. 18. *Arch Ophthalmol*. 2005;123(11):1570-1574.

23. Age-Related Eye Disease Study 2 Research Group. Lutein + zeaxanthin and omega-3 fatty acids for age-related macular degeneration: the Age-Related Eye Disease Study 2 (AREDS2) randomized clinical trial. *JAMA*. 2013;309(19):2005-2015.

24. Frisén L. The Amsler grid in modern clothes. *Br J Ophthalmol*. 2009;93(6):714-716.

25. Robison CD, Jivrajka RV, Bababeygy SR, Fink W, Sadun AA, Sebag J. Distinguishing wet from dry age-related macular degeneration using three-dimensional computer-automated threshold Amsler grid testing. *Br J Ophthalmol*. 2011;95(10):1419-1423.

26. Trevino R. Recent progress in macular function self-assessment. *Ophthalmic Physiol Opt.* 2008;28(3):183-192.
27. Do DV. Detection of new-onset choroidal neovascularization. *Curr Opin Ophthalmol.* 2013;24(3):244-247.
28. Meyer CH, Lapolice DJ. Computer-based visual evaluation as a screening tool after intravitreal injections of vascular endothelial growth factor inhibitors. *Ophthalmologica.* 2008;222(6):364-368.
29. The AREDS2-HOME Study Research Group, Chew WC, Clemons TE, et al. Randomized trial of a home monitoring system for early detection of choroidal neovascularization home monitoring of the eye (HOME) Study. *Ophthalmology.* 2014;121(2):535-544.

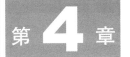

年龄相关性黄斑变性的辅助检查

第1节　眼底照相和自发荧光

S.K. Steven Houston III, MD, Sunir J. Garg, MD, FACS

年龄相关性黄斑变性(AMD)治疗的进步也是包括彩色眼底照相和眼底自发荧光(FAF)在内的视网膜成像技术的进步。

眼底照相和眼底自发荧光的基础

眼底照相有助于记录病理状态,协助监测病情进展情况,是对医生和患者都非常有价值的教学工具。传统的眼底照相采用胶片,但在过去10年间,多数临床医生已采用数码眼底照相。数码影像查看简单方便,可以对图像直接放大并与先前图像进行比较。在年龄相关性黄斑变性中,通常在基线处获得眼底彩色照相,以便随时进行随访以比较并记录新的发现。此外,目前在临床研究中,眼底照相是干性年龄相关性黄斑变性分级的金标准。

眼底荧光检查首先刺激眼底的荧光体,然后利用后续滤器捕捉这些荧光体发射出的荧光,眼底自发荧光无创性地突出显示视网膜色素上皮(RPE)的生理和病理病变(图4-1-1)。视网膜最重要的荧光体是脂褐素,它是感光细胞外节段盘膜堆积的副产物[1]。脂褐素的主要荧光体组成是A2E,一种参与视循环的双类维生素[2]。这些副产物的累积不仅会干扰正常的视网膜色素上皮的细胞功能,而且也会对视网膜色素上皮产生毒性[3]。眼底自发荧光成像可通过激光共聚焦扫描检眼镜或改良眼底照相机获取。激光共聚焦扫描检眼镜的激发光波长约为480nm,而改良眼底照相机使用稍长的波长(约为532nm)。

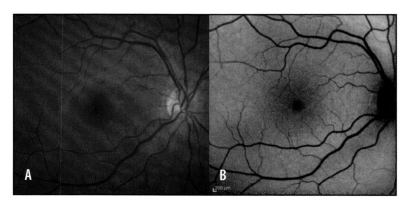

图 4-1-1　(A)正常的彩色眼底照相。(B)右眼的眼底自发荧光。

激光共聚焦扫描检眼镜滤光片的波长为 500~700nm，而眼底照相机使用的波长为 600~700nm。正常眼的眼底自发荧光具有特征性的表现。血管和视神经自发荧光性低，而中心凹则呈现出可变的低自发荧光性，其源于叶黄素和玉米黄质在激发波长下对光吸收程度的不同。年龄相关性黄斑变性中病理性的眼底自发荧光表现可能为高自发荧光性或低自发荧光性，其中特定的表现可用作疾病进展的预测工具。

早期到中期年龄相关性黄斑变性:玻璃膜疣

早期年龄相关性黄斑变性的眼底照片有许多异常表现，玻璃膜疣样为标志性特征。玻璃膜疣可分为硬性和软性两种。它们在大小和分布上有所不同，可具有清晰的(分散型)或柔和的(团块型)边界。玻璃膜疣的大小可通过与视盘边缘处静脉的宽度进行比较而估计，该静脉直径大约为 125μm。小玻璃膜疣的直径<63μm（或为静脉直径大小的一半）；大玻璃膜疣的直径≥125μm。中等玻璃膜疣的大小介于小玻璃膜疣与大玻璃膜疣之间，测量值为 63~125μm(图 4-1-2 和图 4-1-3)。此分类实现了年龄相关性黄斑变性的标准化分级，这对患者的风险分层极为重要(见第 3 章)。

早期年龄相关性黄斑变性的眼底自发荧光证实了各种不同的表现和变化，反映了视网膜色素上皮层面上的活动情况。中等和大玻璃膜疣通常具有

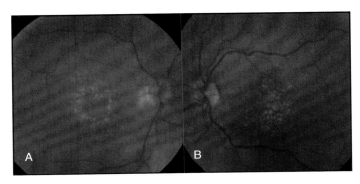

图 4-1-2　右眼和左眼的彩色眼底照相显示:(A)小、中和大玻璃膜疣及(B)小、中玻璃膜疣。

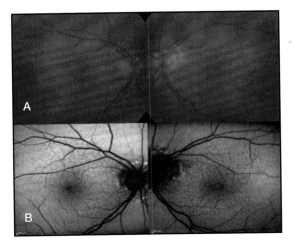

图 4-1-3　(A)右眼和左眼的彩色眼底照相显示小、中玻璃膜疣。(B)眼底自发荧光显示玻璃膜疣对应的低自发荧光。

低自发荧光性的中央区域和高自发荧光性的外环[4]。较小的玻璃膜疣的眼底自发荧光可能未显示出明显的变化,而较大的玻璃膜疣在表现上具有较大的异质性。关于导致玻璃膜疣在眼底自发荧光上的表现的真正原因一直充满争议,包括视网膜色素上皮细胞减少、下层玻璃膜疣导致视网膜色素上皮细胞周边位移以及因垂直重叠的细胞和细胞片段而导致自发荧光增强(而不是脂褐素)[5]。此外,眼底自发荧光可以显示眼底照相无法观察到的视网膜色素上皮细胞异常。一些研究人员认为,眼底自发荧光的变化可能代表视网膜色素上皮细胞健康状况的变化,并可作为年龄相关性黄斑变性恶化的预测工具[6]。

Bindewald 等[7]根据眼底自发荧光的结果开发了一种早期年龄相关性黄斑变性的分类系统。此种分类包括了正常表现以及可在干性年龄相关性黄斑变性眼中观察到的 7 种异常表现,分别是微小变化、局灶性增强、斑片状、线性、花边状、网状以及斑点状图像。此种分类与标准眼底照相上的改变有很大不同,表明了眼底自发荧光的变化可识别年龄相关性黄斑变性疾病谱中不同的表现型。微小变化的图像表现为一些不规则的低自发荧光性或高自发荧光性区域。局灶性增强的图像表现为直径小于 200μm 的高自发荧光性病灶,不一定与眼底检查变化有关联。斑片状的图像与局灶性增强的图像类似,但其直径在 200μm 或以上,边界轮廓没有后者分明。线性图像表现为与眼底检查的高色素区域对应的线性高自发荧光区域。花边状的图像表现为进展期的线形图像伴分支。最后,网状图像则表现为整体自发荧光背景和直径小于 200μm 的低自发荧光性区域。网状图像与疾病进展期、地图样萎缩和脉络膜新生血管相关。在脉络膜新生血管患者的对侧眼中出现网状图像的概率高达 36%。在一项包含 458 名地图样萎缩患者的研究中,62%的患者可见网状的眼底自发荧光图像[9]。研究也发现网状图像随时间而增大,但增大速率与疾病进展的速率无关[10]。未来的研究需要将特定的眼底自发荧光图像与年龄相关性黄斑变性基因特征、发展为疾病进展期的风险及其他在干性年龄相关性黄斑变性药物治疗临床研究中识别高危患者的作用联系起来。

视网膜色素上皮脱离

视网膜色素上皮脱离(RPED)可在多种疾病中观察到,且在年龄相关性黄斑变性的患者中也十分常见。视网膜色素上皮脱离在干性和湿性年龄相关性黄斑变性中都有发生,表现为圆顶状隆起。视网膜色素上皮脱离可以是玻璃膜疣性、浆液性、血管性或混合性。视网膜色素上皮脱离通常与潜在脉络膜新生血管性疾病相关。尽管出血、上层的视网膜下积液或脂质渗出提示存在渗出过程,但通常难以单独根据眼底检查确定视网膜色素上皮脱离的类型。虽然荧光血管造影(FA)和光学相干断层扫描(OCT)对确定潜在脉络膜新生血管性疾病的存在与否至关重要，但彩色照片和眼底自发荧光同样也有用。

玻璃膜疣样视网膜色素上皮脱离为干性年龄相关性黄斑变性的一种形式。在彩色照片上，它们表现为淡黄色隆起，通常伴有色素改变。浆液性视网膜色素上皮脱离表现为清晰的、边界清楚的圆顶状隆起，会使脉络膜新生血管的风险增加。患有年龄相关性黄斑变性和浆液性视网膜色素上皮脱离的患者在未来两年内发生脉络膜新生血管的概率为 28%~39%[11-14]。纤维血管性视网膜色素上皮脱离表现为规则的隆起，看起来与浆液性视网膜色素上皮脱离类似，或表现为不规则的隆起，可能与血液、水肿渗出或脉络膜视网膜皱襞等特征相关。据 Gass[15]报道，合并脉络膜新生血管的视网膜色素上皮脱离通常具有扁平的边界或切迹。

在眼底自发荧光图像上视网膜色素上皮脱离可具有不同的表现，但典型的表现为感光自发荧光性(isoAF)或高自发荧光性，且具有环绕视网膜色素上皮脱离边界的低自发荧光性区域[16,17]。具有上覆色素或视网膜色素上皮变化的视网膜色素上皮脱离可能还呈现出一定程度的局灶性的高自发荧光性。对视网膜色素上皮脱离的自发荧光信号的来源存在争议，包括脂褐素、未明确的荧光素、浆液性积液以及降解的感光细胞[18]。明确眼底自发荧光的图像可能有助于鉴别纤维血管性视网膜色素上皮脱离和浆液性或玻璃膜疣样视网膜色素上皮脱离，但这方面的研究尚少。在这些情况下，OCT 和荧光血管造影仍然是金标准。

地图样萎缩

地图样萎缩代表干性年龄相关性黄斑变性恶化的一种形式，与影响感光细胞的视网膜色素上皮细胞丢失和萎缩相关。地图样萎缩可能会导致视力丧失，可能与进展期的湿性年龄相关性黄斑变性一样严重。地图样萎缩的具体发病机制尚不完全知晓。目前还没有恢复地图样萎缩引起的视力丧失的治疗方法，但各种研究药物以及干细胞疗法在地图样萎缩治疗中的安全性和疗效已处于早期临床试验阶段。

地图样萎缩的眼底照相显示有 175μm 或更大范围的脱色素或视网膜色

素上皮丢失区域,伴随着其下脉络膜血管可见度的增加[19]。地图样萎缩的眼底自发荧光呈现出与视网膜色素上皮脱失区域相对应的清晰的低自发荧光性区域(图 4-1-4 和图 4-1-5)。通常情况下,眼底自发荧光呈现出的病变范围比通过眼底照相或临床观察到的更大。健康的视网膜和萎缩区域之间的交界区引发了研究者们极大的兴趣。交界区通常呈现出高自发荧光性,并且与萎缩区域的增加以及新发的萎缩相关[6]。患者的双眼存在明显的对称性,并且高达 80% 的患者呈现出类似的地图样萎缩的表现[20]和进展率,但是双眼的地图样萎缩的大小通常不对称[21]。

　　研究人员开展了年龄相关性黄斑变性眼底自发荧光(FAM)的研究,评估地图样萎缩进展的自然病程。根据交界区域的眼底自发荧光图像,FAM 研究人员提出了分类系统,将地图样萎缩进展风险与眼底自发荧光的图像关联起

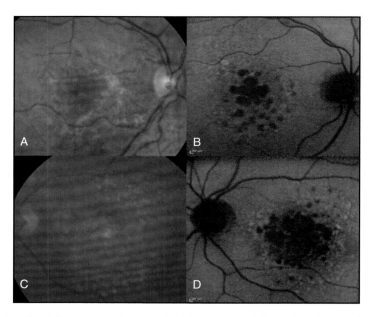

图 4-1-4　(A)彩色眼底照相显示干性年龄相关性黄斑变性,伴有分散的玻璃膜疣和中央地图样萎缩。(B) 眼底自发荧光更好地划清了地图样萎缩的区域和边界 (低自发荧光性)。(C)彩色眼底照相显示一只眼有广泛的地图样萎缩,萎缩上部区域有渗出。(D)眼底自发荧光显示出地图样萎缩的区域(低自发荧光性)。

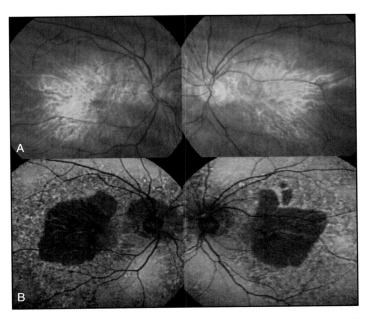

图 4-1-5　(A)彩色眼底照相显示有地图样萎缩,其下可见脉络膜血管。(B)眼底自发荧光显示有弱荧光性的地图样萎缩,伴有弥散的、滴状的交接区域图像。这种自发荧光图像的地图样萎缩进展率较高。

来[22]。在这项前瞻性的纵向研究中,地图样萎缩的患眼为 195 只,随访时间的中位数为 1.8 年。研究人员发现, 地图样萎缩进展速率的范围较广,从 0.38mm²/y 到 3.02mm²/y,平均值为 1.74mm²/y。地图样萎缩的分类基于交界区的高自发荧光性。最初的分类包括:①无高自发荧光性,是指没有高自发荧光的交接区域;②弥散性,就是位于边缘处的弥散性的眼底自发荧光;③位于边缘处及后极部的眼底自发荧光。对于弥散性眼底自发荧光,其子分类包括网状、分支状、细颗粒状、细颗粒状伴周边斑点,以及滴状。对于边缘处存在眼底自发荧光的患者,其子分类包括局灶性、带状以及斑片状。分析表明,无高自发荧光性和局灶性图像的进展速率最慢,而带状和弥散性图像的进展速率最快。在弥散性分类的所有眼底自发荧光图像中,滴状图像的进展速率最快,为 3.02mm²/y(表 4-1-1)[22]。地图样萎缩进展(GAP)研究对 413 只眼地图样萎缩的分布和进展情况进行了评估[23]。研究人员发现，在中心凹和旁中心凹区域，以及黄斑上方区域更易于发生地图样萎缩及其进展。这些研究表明，不同表型的地图样萎缩表现不同，并且需要进一步的评估和研究。这些研究结果还需要进一步与视力关联。眼底自发荧光特征可作为一种非常有价值的结果评价手段，用于临床试验和识别需要临床干预的高危个体结果评价。

眼底自发荧光的研究提出假设，交界区高自发荧光性是继发于脂褐素的累积，而且随着地图样萎缩的进展，这些区域更易于发生视网膜色素上皮细胞的死亡。其他研究表明，地图样萎缩进展不一定发生在高自发荧光性区域内[24]，所有高自发荧光性图像都会增加进展的风险[22]。组织病理学的自发荧光研究已证实，萎缩区域边界处的视网膜色素上皮的变化包括细胞变圆、脱落以及分层[5]。值得注意的是，萎缩区域附近的组织病理学自发荧光强度的峰值通常是由垂直重叠的细胞和细胞片段（不是单独由脂褐素引起）引起的。因此，眼底自发荧光的增强可能突显了进展期的视网膜色素上皮形态变化的区域，但不一定是将要死亡的病变的视网膜色素上皮细胞。这些研究都强调了持续研究地图样萎缩发病机制的重要性，并且脂褐素毒性可能不是疾病的最后一步。

表 4-1-1　地图样萎缩随时间增大

眼底自发荧光图像	地图样萎缩增长率（mm²/y）
无萎缩	0.38
局灶性	0.81
弥散性（非滴状）	1.67
带状	1.81
弥散性滴状	3.02

Adapted from Holz FG, Bindewald-Wittich A, Fleckenstein M, Dreyhaupt J, Scholl HP, Schmitz-Valckenberg S. Progression of geographic atrophy and impact of fundus autofluorescence patterns in age-related macular degeneration. *Am J Ophthalmol*. 2007；143:463–472.

脉络膜新生血管

脉络膜新生血管是湿性年龄相关性黄斑变性的定义性特征。1 型脉络膜新生血管出现在视网膜色素上皮的下方,2 型出现在视网膜色素上皮的上方[25],而 3 型则以视网膜脉络膜吻合为特点[26]。湿性年龄相关性黄斑变性是发达国家中 55 岁以上患者失明的首要原因。随着抗血管内皮生长因子(抗VEGF)治疗的出现,可防止 90% 以上患者的视力损失超过 15 个视力标型,使 30% 以上的患者视力提高超过 15 个视力标型[27]。

脉络膜新生血管眼底照相可表现为灰绿色的视网膜下隆起,尽管一些患者的视网膜下隆起并不明显(图 4-1-6)。视网膜下液体、血液、渗出或视网膜色素上皮皱褶常常为与脉络膜新生血管相关的重要临床发现。脉络膜新生血管也可表现为具有清晰边界的视网膜色素上皮脱离。眼底血管造影和OCT 为确诊的重要工具。湿性年龄相关性黄斑变性的眼底自发荧光成像呈

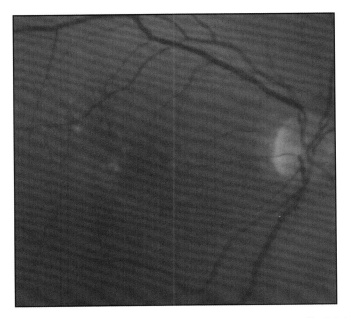

图 4-1-6　右眼具有分散的小和中等玻璃膜疣,以及与脉络膜新生血管对应的一个接近中心凹的灰色隆起。

现出无数的表现，取决于上覆视网膜色素上皮的破裂情况。早期脉络膜新生血管的眼底自发荧光可表现为正常[28]。脂质、血液和视网膜下纤维变性引起低自发荧光。由于液体往低处流，因此下方往往显示强荧光。

　　研究评价了隐匿型及经典型脉络膜新生血管的眼底自发荧光的差异，得出了较为复杂的结果[28,29]。有研究评价了眼底自发荧光作为一种预测抗VEGF治疗反应的工具，同样也得出了复杂的不确定的结果[30,31]。最后，在FAM研究中，125只眼中有9只眼（7.2%）出现脉络膜新生血管。9名出现脉络膜新生血管的患者之中就有6名（67%）具有斑片状的眼底自发荧光图像。其他3名患者的眼底自发荧光包括局灶性和网状图像[32]。尚无对患有湿性年龄相关性黄斑变性的患者以及具有较高进展为脉络膜新生血管风险的患者关于眼底自发荧光图像进行的研究。眼底自发荧光对预测病变进展为湿性年龄相关性黄斑变性的可能性的价值尚需要进一步研究。

小结

　　彩色眼底照相和眼底自发荧光是眼科医疗设备中非常有价值的工具。眼底照相记录了基线结果，使得对干性和湿性年龄相关性黄斑变性患者的随访更容易。眼底自发荧光也已经成为一种有用的眼底成像技术，特别对于干性年龄相关性黄斑变性的患者而言。尽管缺少针对干性年龄相关性黄斑变性造成的视力丧失的治疗方案，但眼底自发荧光提供了关于地图样萎缩大小、进展和预测疾病进展图像方面的详细信息。眼底自发荧光最大的作用在于随访地图样萎缩患者的情况，并用作评价实验疗法结果的指标。彩色眼底照相和眼底自发荧光将继续在年龄相关性黄斑变性患者的诊断和治疗中作为其他影像检查方式的补充。

（吴联群　译　　张跃红　李茅　审校）

参考文献

1.　Feeney-Burns L, Berman ER, Rothman H. Lipofuscin of human retinal pigment epithelium. *Am J Ophthalmol.* 1980;90:783-791.

2.　Sparrow JR, Kim SR, Wu Y. Experimental approaches to the study of A2E, a bisretinoid lipofuscin chromophore of retinal pigment epithelium. *Methods Mol Biol.* 2010;652:315-327.

3.　Schutt F, Davies S, Kopitz J, Holz FG, Boulton ME. Photodamage to human RPE cells by A2-E, a retinoid component of lipofuscin. *Invest Ophthalmol Vis Sci.* 2000;41:2303-2308.

4.　Delori FC, Fleckner MR, Goger DG, Weiter JJ, Dorey CK. Autofluorescence distribution associated with drusen in age-related macular degeneration. *Invest Ophthalmol Vis Sci.* 2000;41:496-504.

5.　Rudolf M, Vogt SD, Curcio CA, et al. Histologic basis of variations in retinal pigment epithelium autofluorescence in eyes with geographic atrophy. *Ophthalmology.* 2013;120:821-828.

6.　Holz FG, Bellman C, Staudt S, Schutt F, Volcker HE. Fundus autofluorescence and development of geographic atrophy in age-related macular degeneration. *Invest Ophthalmol Vis Sci.* 2001;42:1051-1056.

7.　Bindewald A, Bird AC, Dandekar SS, et al. Classification of fundus autofluorescence patterns in early age-related macular disease. *Invest Ophthalmol Vis Sci.* 2005;46:3309-3314.

8.　Smith RT, Chan JK, Busuoic M, Sivagnanavel V, Bird AC, Chong NV. Autofluorescence characteristics of early, atrophic, and high-risk fellow eyes in age-related macular degeneration. *Invest Ophthalmol Vis Sci.* 2006;47:5495-5504.

9.　Schmitz-Valckenberg S, Alten F, Steinberg JS, et al. Reticular drusen associated with geographic atrophy in age-related macular degeneration. *Invest Ophthalmol Vis Sci.* 2011;52:5009-5015.

10.　Steinberg JS, Auge J, Jaffe GJ, Fleckenstein M, Holz FG, Schmitz-Valckenberg S. Longitudinal analysis of reticular drusen associated with geographic atrophy in age-related macular degeneration. *Invest Ophthalmol Vis Sci.* 2013;54:4054-4060.

11.　Elman MJ, Fine SL, Murphy RP, Patz A, Auer C. The natural history of serous retinal pigment epithelium detachment in patients with age-related macular degeneration. *Ophthalmology.* 1986;93:224-230.

12.　Hartnett ME, Weiter JJ, Garsd A, Jalkh AE. Classification of retinal pigment epithelial detachments associated with drusen. *Graefes Arch Clin Exp Ophthalmol.* 1992;230:11-19.

13.　Meredith TA, Braley RE, Aaberg TM. Natural history of serous detachments of the retinal pigment epithelium. *Am J Ophthalmol.* 1979;88:643-651.

14.　Poliner LS, Olk RJ, Burgess D, Gordon ME. Natural history of retinal pigment epithelial detachments in age-related macular degeneration. *Ophthalmology.* 1986;93:543-551.

15.　Gass JD. Serous retinal pigment epithelial detachment with a notch: a sign of occult choroidal neovascularization. *Retina.* 1984;4:205-220.

16.　Schmitz-Valckenberg S, Fleckenstein M, Scholl HP, Holz FG. Fundus autofluorescence and progression of age-related macular degeneration. *Surv Ophthalmol.* 2009;54:96-117.

17.　Karadimas P, Bouzas EA. Fundus autofluorescence imaging in serous and drusenoid pigment epithelial detachments associated with age-related macular degeneration. *Am J Ophthalmol.* 2005;140:1163-1165.

18.　Roth F, Holz FG. Age-related macular degeneration III: pigment epithelium detachment. In: Holz F, Spaide R, Bird AC, Schmitz-Valckenberg S, eds. *Atlas of Fundus Autofluorescence Imaging.* Heidelberg, Germany: Springer; 2007:165-178.

19.　Bird AC, Bressler NM, Bressler SB, et al. An international classification and grading system for age-related maculopathy and age-related macular degeneration. The International ARM Epidemiological Study Group. *Surv Ophthalmol.* 1995;39:367-374.

20.　Bellmann C, Jorzik J, Spital G, Unnebrink K, Pauleikhoff D, Holz FG. Symmetry of bilateral lesions in geographic atrophy in patients with age-related macular degeneration. *Arch Ophthalmol.* 2002;120:579-584.

21.　Fleckenstein M, Adrion C, Schmitz-Valckenberg S, et al. Concordance of disease progression in bilateral geographic atrophy due to AMD. *Invest Ophthalmol Vis Sci.* 2010;51:637-642.

22.　Holz FG, Bindewald-Wittich A, Fleckenstein M, Dreyhaupt J, Scholl HP, Schmitz-Valckenberg S. Progression of geographic atrophy and impact of fundus autofluorescence patterns in age-related macular degeneration. *Am J Ophthalmol.* 2007;143:463-472.

23. Mauschitz MM, Fonseca S, Chang P, et al. Topography of geographic atrophy in age-related macular degeneration. *Invest Ophthalmol Vis Sci.* 2012;53:4932-4939.

24. Hwang JC, Chan JW, Chang S, Smith RT. Predictive value of fundus autofluorescence for development of geographic atrophy in age-related macular degeneration. *Invest Ophthalmol Vis Sci.* 2006;47:2655-2661.

25. Gass JD. Biomicroscopic and histopathologic considerations regarding the feasibility of surgical excision of subfoveal neovascular membranes. *Am J Ophthalmol.* 1994;118:285-298.

26. Freund KB, Ho IV, Barbazetto IA, et al. Type 3 neovascularization: the expanded spectrum of retinal angiomatous proliferation. *Retina.* 2008;28:201-211.

27. Rosenfeld PJ, Brown DM, Heier JS, et al. Ranibizumab for neovascular age-related macular degeneration. *N Engl J Med.* 2006;355:1419-1431.

28. Vaclavik V, Vujosevic S, Dandekar SS, Bunce C, Peto T, Bird AC. Autofluorescence imaging in age-related macular degeneration complicated by choroidal neovascularization: a prospective study. *Ophthalmology.* 2008;115:342-346.

29. McBain VA, Townend J, Lois N. Fundus autofluorescence in exudative age-related macular degeneration. *Br J Ophthalmol.* 2007;91:491-496.

30. Heimes B, Lommatzsch A, Zeimer M, et al. Foveal RPE autofluorescence as a prognostic factor for anti-VEGF therapy in exudative AMD. *Graefes Arch Clin Exp Ophthalmol.* 2008;246:1229-1234.

31. Chhablani J, Kozak IR, Mojana F, et al. Fundus autofluorescence not predictive of treatment response to intravitreal bevacizumab in exudative age-related macular degeneration. *Retina.* 2012;32:1465-1470.

32. Einbock W, Moessner A, Schnurrbusch UE, Holz FG, Wolf S. Changes in fundus autofluorescence in patients with age-related maculopathy. Correlation to visual function: a prospective study. *Graefes Arch Clin Exp Ophthalmol.* 2005;243:300-305.

第 2 节　光学相干断层扫描

Andre J. Witkin, MD

　　光学相干断层扫描（OCT）是一种能够评估视网膜形态、具有显微分辨率的成像技术，是体内"光学活检"[1]。自 1996 年投入商用以来，OCT 设备的软件和硬件得到了稳步发展，随着 2002 年频域 OCT 的引入（加利福尼亚州都柏林，卡尔蔡司医疗技术有限公司），这种技术已成为各种黄斑疾病诊断和治疗不可缺少的一部分。随着 2006 年针对年龄相关性黄斑变性（AMD）的抗血管内皮生长因子(抗 VEGF)疗法的出现,OCT 已被明确定位为 AMD 治疗和临床决策中最重要的辅助检查[2]。

光学相干断层扫描工作原理

与超声检查成像方式类似,OCT 的工作原理是通过测量发射光与反射光波的时间延迟或反射光从靶组织折射返回的时间实现组织成像。OCT 光源通过快速扫描黄斑,可获取多个 OCT 的 A 型扫描,组合形成与 B 超图像类似的线性图像。由于光传播快得难以直接检测,因此必须使用一种称为低相干干涉测量的技术间接测量反射光波的时间延迟[1,3]。

在 OCT 中,轴向分辨率由光源的波谱带宽决定。旧版 OCT 仪器[时域(TD)-OCT]使用在人眼中能够达到 10μm 轴向分辨率的光源。近来,已使用带宽更宽的光源,提高了在靶组织内定位反射光波的能力,进而提高了轴向分辨率。当前频域(SD)-OCT 光学相干断层扫描设备的轴向分辨率为 3~7μm。横向分辨率与光源带宽无关,与光线在视网膜上的光学聚焦有关。由于人眼存在天然差异,商用 OCT 仪器的横向分辨率为 10~15μm[4]。

在旧版 OCT 系统(TD-OCT)中,组织内不同深度的 OCT 信号是通过一面不断移动的反射镜进行探测的。在 SD-OCT 设备中,使用静态参考臂检测 OCT 信号,因此成像速度比 TD-OCT 系统更快,并且可以在更短的扫描时间内获取更多的 OCT 数据[5]。SD-OCT 系统已广泛商用,因此可对健康眼和患眼黄斑的微观结构进行更详细地分析。

分析软件对 OCT 设备的功能至关重要。通过自动划定内外视网膜边界而使用计算机算法计算出视网膜厚度。当通过黄斑获取一些 OCT 图像后,可生成视网膜厚度图像。之前的 TD-OCT 系统获取了以固视点为中心的 6 个线形图像,间隔为 30°,长度通常为 6mm。新版 SD-OCT 系统通过使用更多的 OCT 数据创建黄斑图像。通常在光栅序列中获取 SD-OCT 系统中的图像,从而创建黄斑厚度图像。自动测量的视网膜厚度与正常数据进行比较,并随时间进行随访(图 4-2-1)[2]。

深部强化成像

在 SD-OCT 中,分辨率和灵敏度随着靶组织与 SD-OCT 图像顶部(零延

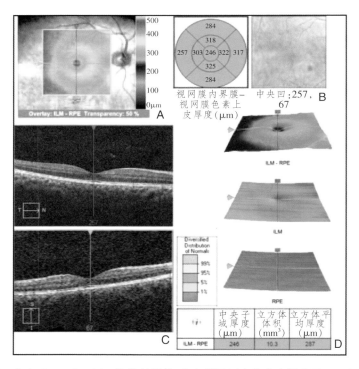

图 4-2-1　来自 Cirrus SD-OCT 的黄斑图像(卡尔蔡司医疗技术有限公司)。(A)可获得地形图,以及(B)9 区糖尿病视网膜病变早期治疗研究图和厚度数值。(C)横截面 OCT 的 B 型扫描也同时在 x 和 y 方向上显示。视网膜和视网膜色素上皮表面轮廓,均自动描绘并显示为 3D 形式。(D)将各区的厚度与正常数据比较,并用颜色编码表示异常值:绿色,在正常范围内;黄色,临界;红色,异常。ILM,视网膜内界膜。

迟线)距离的增加而减小。通常情况下,在获取 OCT 图像时,OCT 技术员将玻璃体视网膜界面放置在零延时线附近, 而最弱的 OCT 信号和分辨率位于外层视网膜和脉络膜。使用 SD-OCT 时,为了增强脉络膜内的信号和分辨率,可将 OCT 设备推到更接近眼睛的位置,以获取倒像。此倒像将外层视网膜和脉络膜位于零延迟线附近,增加了深层视网膜结构和脉络膜结构的可视程度。可通过图形平均来进一步增强信号, 或者通过取大量相同 B 型扫描的均值来提高信噪比。这些技术的组合称为深部强化成像 OCT(EDI-OCT)[6]。通过 EDI-OCT,可生成更详细的外层视网膜和脉络膜图像。EDI-OCT 可对年龄相关性黄斑变性的诊断和分析增加更多的信息。

正常眼的光学相干断层成像术

OCT 测量了视网膜光学反射性的变化。尽管光学反射与视网膜结构不一致,但 OCT 与视网膜组织之间呈现高度相关性[7]。在 OCT 上,神经纤维层(视网膜神经纤维层和内外丛状层)的反射性较高,但细胞层(神经节细胞层和内外核层)的较低。视网膜神经感觉层的外部包括 4 个紧密排列的光反射层。最内层的反射性较低,被认为代表外界膜。接下来是光反射性较高的层次,其代表了部分光感受器,即内外节段之间的交界区(IS/OS)或内节段的椭圆体部分。第三层可能代表视网膜色素上皮和感光细胞外节段之间的交错接合的部分。最外层代表视网膜色素上皮或视网膜色素上皮/Bruch 膜复合体(图 4-2-2)[8]。通过遮蔽更深的视网膜结构可在 OCT 图像中观察到清晰的视网膜血管,因为血液具有高反光性,从而分散 OCT 信号。在某些情况下,可以

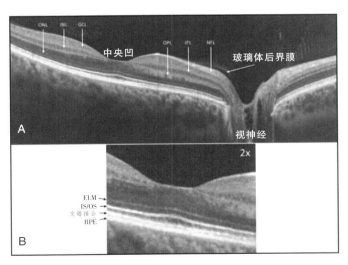

图 4-2-2　(A)正常 OCT。视网膜层和玻璃体后界膜有标记。注意视网膜中央凹轮廓的正常凹陷。(B)视网膜外层中央凹处的两倍放大图像也有标记。ELM,外界膜;GCL,神经节细胞层;INL,内核层;IPL,内网状层;IS/OS,感光细胞内/外段交界;NFL,神经纤维层;ONL,外核层;OPL,外网状层;RPE,视网膜色素上皮。

观察到的玻璃体后界膜,表现为视网膜前面薄的、中等反光的一条线。

干性年龄相关性黄斑变性:玻璃膜疣

在 OCT 上,玻璃膜疣通常表现为视网膜色素上皮的隆起,并且可能包含低、中或高反射性的物质[9]。玻璃膜疣的组成通常比较均匀,尽管有些玻璃膜疣具有低或高反射的核心部分[10]。通常情况下,玻璃膜疣使视网膜色素上皮隆起,在存在较大的软性玻璃膜疣的情况下,可见 Bruch 膜(图 4-2-3)。在玻璃膜疣融合时,会形成视网膜色素上皮脱离,可见视网膜色素上皮出现较大的隆起。偶尔,在隆起的大玻璃膜疣之间的凹陷处可观察到较小的视网膜下腔,内里是低反射液体,这不一定表明脉络膜新生血管产生渗漏。表皮玻璃膜疣(基底层玻璃膜疣)显示为视网膜色素上皮下部的较小的结节状沉积物,并形成锯齿状图像(图 4-2-4),而网状假性玻璃膜疣在 OCT 上通常位于视网膜色素上皮前面。上覆玻璃膜疣常常会出现 IS/OS 交界区及外核层看起来比较薄或缺失,但是这可能不代表玻璃膜疣对这些层有真正的损伤,而是因

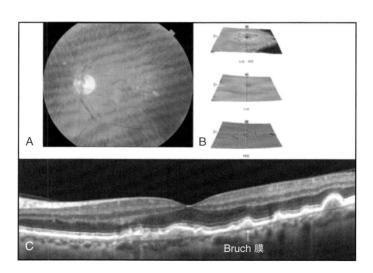

图 4-2-3　(A)一眼的彩色眼底照相,可见大玻璃膜疣。(B)OCT 数据重建的表面图像显示出玻璃膜疣的轮廓。(C)大的软性玻璃膜疣使视网膜色素上皮远离 Bruch 膜而隆起,并在中央凹附近形成了视网膜色素上皮的融合性隆起。

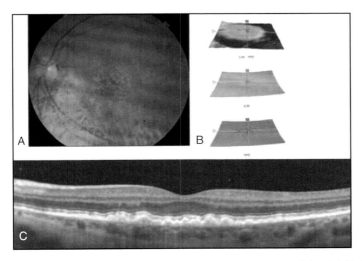

图 4-2-4 　(A)一眼的彩色眼底照相,可见表皮玻璃膜疣。(B)OCT 数据重建的表面图像。(C)可见多个锯齿状或锯齿形玻璃膜疣。值得注意的是,高反射性的物质使视网膜色素上皮远离 Bruch 膜隆起。

为 OCT 入射光在视网膜上的变化而使这些层次的可视化发生变化。

干性年龄相关性黄斑变性:视网膜色素上皮的变化和萎缩

如果检查时发现局部色素沉着，通常可以在 OCT 上看见高反射性的视网膜色素上皮色素在视网膜内迁移,并且可作为疾病进展的标记。这些高反射性的病灶同样也可能表现为上覆玻璃膜疣(图 4-2-5)[12]。

后天性卵黄状病变可能是由于干性年龄相关性黄斑变性引起的，且被认为是由视网膜色素上皮功能紊乱造成的。视网膜下方富含脂褐素物质的大量累积可能导致淡黄色的视网膜下病灶。由于视网膜色素上皮内的高反射性物质使视网膜隆起,因此很容易在 OCT 上观察到这些病灶(图 4-2-6)[13]。视网膜色素上皮对这些物质的吞噬可导致视网膜下的液性腔隙,随着时间推移,这些液体可能会被吸收,也可能不会被吸收。发生这种情况时,可以在 OCT 上观察到视网膜下积液,有时这可能与脉络膜新生血管活性渗漏产生的视网膜下积液混淆。

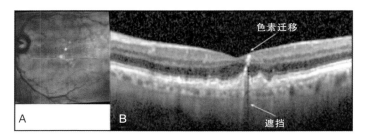

图 4-2-5 (A)红外线照片显示视网膜色素上皮的堆积。(B)在 OCT 上可见视网膜中密集的、高反射性的病灶,这代表视网膜色素上皮的迁移。值得注意的是,当 OCT 的光入射到病变位置时,这些病灶将遮挡 OCT 信号,表明视网膜色素上皮细胞内色素的高度反向散射性。

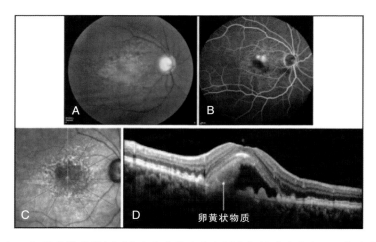

图 4-2-6 (A)彩色眼底照相证实有卵黄状病变和网状假性玻璃膜疣。此位患者患有网状假性玻璃膜疣,以及相关的后天性卵黄状病变。(B)眼底荧光血管造影证实有卵黄状病变区域内的强荧光性非结晶区域,这很容易被误认为是脉络膜新生血管。(C)红外线照相显示出 OCT 扫描定位。(D)黄斑 OCT 扫描。玻璃膜疣为结节状,并出现在视网膜色素上皮的层上。在垂直方向进行 OCT 扫描,并展示视网膜下高反射性卵黄状物质的分层情况。在卵黄状腔上方,视网膜下液体明显,这可能因卵黄状物质的再吸收而被误认为是新生血管性病变的渗出物。

　　在视网膜色素上皮减少或脱离的区域内，可看见 Bruch 膜，并且在视网膜色素上皮减少的区域内，OCT 信号能够轻易穿透脉络膜和巩膜。在 OCT 上，视网膜色素上皮萎缩的区域表现为视网膜色素上皮层的病灶变薄，这导致更多的 OCT 信号穿过上覆脉络膜毛细血管层和巩膜区域（图 4-2-7）[14]。健康和萎缩视网膜色素上皮的划分通常很明显。视网膜色素上皮萎缩的上覆区域、内视网膜层（包括 IS/OS 交界区）以及外核层可能变薄或消失。有时，视网膜假性囊肿可能呈现出地图状萎缩（地图样萎缩）的上覆区域，这可能代表了视网膜内的衰退过程[15]。但在健康和患病视网膜色素上皮间的过渡区内，感光细胞层（IS/OS、ELM）有时可能会逐渐变薄，并且视网膜色素上皮高度可能增加或减少，这表明过渡区内视网膜结构出现异常情况[16]。

　　此外，EDI-OCT 已经可以描述干性年龄相关性黄斑变性的形态：年龄相关性脉络膜萎缩。这些患者表现有与临床结果不相符的症状，这通常是轻度

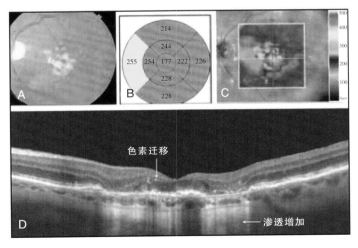

图 4-2-7　(A)彩色眼底照相显示出地图样萎缩。(B)与规范数据库比较时，视网膜比正常状况更薄，并且在糖尿病视网膜病变早期治疗研究图上显示为红色。(C)OCT 数据生成的厚度图可见黄斑变薄。(D)黄斑的 OCT 成像。如果视网膜色素上皮消失，OCT 信号可能更容易穿透脉络膜和巩膜。与视网膜色素上皮相同，感光细胞层同样发生退化并在地图样萎缩区域内消失。此名患者可能因受保护的感光细胞和视网膜色素上皮的中心岛状物而具有良好的视力。

干性年龄相关性黄斑变性到中度干性年龄相关性黄斑变性扩散的变化。在EDI-OCT上,与随年龄增长而发生的脉络膜正常变薄相比,许多此类患者的脉络膜变薄情况更加显著[17]。这是一个不同的疾病实体还是年龄相关性黄斑变性子类,仍尚待分晓。

湿性年龄相关性黄斑变性

新生血管性或湿性年龄相关性黄斑变性是由黄斑内异常血管的增加而引起的。这些血管具有高渗透性,并且产生的渗出物可能导致在视网膜色素上皮下方以及视网膜下方和内部出现液体累积、出血和分泌液累积视网膜色素上皮。因 OCT 在检测这些病变的微观细节时极度敏感,因此可能有助于确定积液的具体位置,并量化液体随时间产生的变化。在 OCT 上,液体呈现低反射性。如果液体在视网膜色素上皮下方,就会形成浆液性视网膜色素上皮脱离。当液体累积在视网膜下方时,则可观察到浆液性神经上皮脱离。视网膜内的液体也可能累积,其在 OCT 上的视网膜内呈现为小的、圆形的低反射性的囊性空腔。在 OCT 上也可观察到硬性渗出物,并呈现为小的、高反射性的病变,通常出现在外层视网膜内。出血同样具有高反射性,并呈现为视网膜色素上皮下、视网膜下方或视网膜内的非晶体物质。

此外,OCT 能够使脉络膜新生血管可视化,即湿性年龄相关性黄斑变性的原发性损害。通常在眼底荧光血管造影术上的传统(2 类)脉络膜新生血管以视网膜色素上皮前部的高反射性病变的形式呈现,而隐性(1 类)脉络膜新生血管通常以视网膜色素上皮下方的高反射性病变的形式(图 4-2-8)呈现[18]。1 类脉络膜新生血管可能产生纤维血管性视网膜色素上皮脱离,即 OCT 上由可变光学密度物质造成的视网膜色素上皮隆起[由纤维血管、液体和(或)新生血管行混合物决定]。针对继发于年龄相关性黄斑变性的纤维血管性视网膜色素上皮脱离的内部特征进行的 EDI-OCT 分析表明,脉络膜新生血管沿着视网膜色素上皮脱离的下表面增殖[19]。在 OCT 上,1 类和 2 类脉络膜新生血管可能因出血和脉络膜新生血管具有高反射性而难以区分出血情况,而临床相关性通常有助于区分两者。脉络膜新生血管的收缩与视网膜色素上皮撕裂的形成有关,这可能作为疾病自然历程的一部分出现。OCT 上出现的这些裂缝会突然中断视网膜色素上皮线。视网膜色素上皮通常在裂

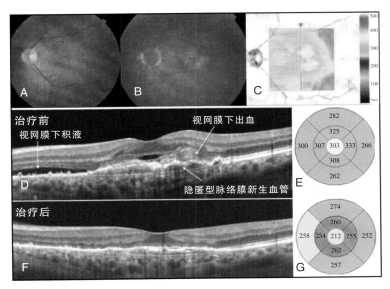

图 4-2-8　(A)彩色眼底照相显示有色素的变化和玻璃膜疣。(B)眼底荧光血管造影显示与隐匿性脉络膜新生血管相关的晚期界限不清渗漏。(C)根据 OCT 数据绘制的黄斑厚度图显示黄斑轻微增厚(黄色)。(D)OCT 可见视网膜色素上皮下方的隐匿性脉络膜新生血管,是一个宽基底的、界限不清的新生血管网络,并使 Bruch 膜上的视网膜色素上皮隆起。存在少量高反射且界限不清的视网膜下出血。存在视网膜下积液。(E)糖尿病视网膜病变早期治疗研究图显示中央环的轻度增厚。(F)OCT 显示用抗 VEGF 药物治疗后,积液和出血被吸收了。(G)治疗后,糖尿病视网膜病变早期治疗研究图的厚度下降。

缝出现的地方隆起和收缩[20]。

　　视网膜血管瘤样增生(RAP)或 3 型脉络膜新生血管发生在视网膜内和视网膜色素上皮下方存在异常血管吻合时。在 OCT 上,视网膜血管瘤样增生的病灶特点为纤维血管性视网膜色素上皮脱离,这与视网膜内液体的大量积聚相关(尽管这两个表现不是视网膜血管瘤样增生的特异病征)(图 4-2-9)[21]。有时,视网膜血管瘤样增生的异常视网膜血管可通过 OCT 观察到。

　　息肉状脉络膜血管病变(PCV)可能以两种形式出现:一种是截然不同的疾病(患者群比典型的年龄相关性黄斑变性年轻,而且无年龄相关性黄斑变性的其他典型眼底表现),另一种是湿性年龄相关性黄斑变性的亚型。在

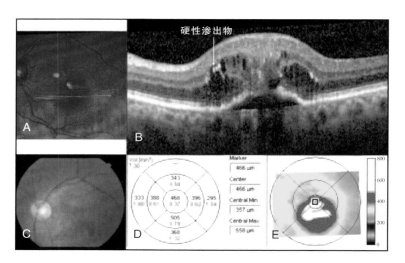

图 4-2-9 (A)红外线图像显示出 OCT 图像穿过黄斑区视网膜血管瘤样增生病灶的方向。(B)当异常视网膜和脉络膜血管吻合时,会出现 RAP 病变。在 OCT 上大范围的色素上皮脱离,以及视网膜内积液、出血和渗出非常明显。渗出为视网膜内高反射性的小病灶。(C)彩色眼底照相显示有少量视网膜内出血。(D)根据 OCT 数据绘制的糖尿病视网膜病变早期治疗研究图可见中心圆的增厚。(E)根据 OCT 数据绘制的黄斑厚度图显示中央黄斑增厚(红色和白色)。

PCV 患者中会出现多发的浆液性视网膜色素上皮脱离,由视网膜色素上皮下分支状的新生血管网引起,这些血管网中含有典型的息肉状病变,最好通过吲哚菁绿血管造影观察。在 OCT 上,可在 Bruch 膜与视网膜色素上皮之间观察到分支状的新生血管网,使视网膜色素上皮呈现广泛的不规则的片状隆起,而息肉状病变可引起更分散的视网膜色素上皮隆起[22]。常常可在息肉状脉络膜血管病变附近观察到浆液性或出血性视网膜色素上皮脱离 (图 4-2-10)。与湿性年龄相关性黄斑变性的其他形式比较,PCV 患者中心凹下方脉络膜厚度在 EDI-OCT 上有所增加[23]。

湿性年龄相关性黄斑变性的终末期病灶为盘状瘢痕。这出现在视网膜下纤维化组织代替脉络膜新生血管膜的新生血管成分时,破坏视网膜和视网膜色素上皮并导致视力下降。在 OCT 上,纤维性瘢痕呈高反射性,一般边界清晰[2]。

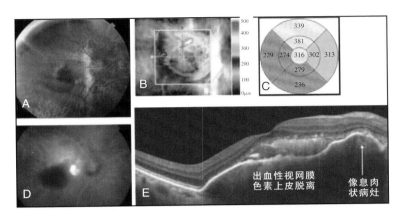

图 4-2-10　(A)彩色眼底照相显示出与 PCV 符合的黄斑下和视网膜色素上皮下的出血。(B)根据 OCT 数据绘制的黄斑厚度图显示出因视网膜下液体和出血造成的黄斑增厚。(C)根据 OCT 数据绘制的糖尿病视网膜病变早期治疗研究图显示黄斑增厚。(D)吲哚菁绿血管造影图像显示出强荧光性息肉样病灶及相邻的视网膜色素上皮脱离。(E)OCT显示有出血性视网膜色素上皮脱离以及视网膜下出血。在 OCT 上,息肉样病灶通常表现为视网膜色素上皮局灶性的隆起。

年龄相关性黄斑变性和玻璃体黄斑界面

当玻璃体随年龄增长而更加液化时，玻璃体开始与黄斑分离。可以在OCT 上观察到玻璃体后界膜与黄斑的分离，并且玻璃体黄斑的附着通常不具有病理性。然而,当玻璃体黄斑的黏附异常增强时(或如果玻璃体液化速度超过玻璃体黄斑的分离速度),玻璃体黄斑牵拉(VMT)也随之产生,导致黄斑变性或增厚而产生视觉扭曲或模糊(图 4-2-11)。研究表明,湿性年龄相关性黄斑变性患者玻璃体黄斑牵拉的发生率比未患有湿性年龄相关性黄斑变性患者更高,并且玻璃体黄斑牵拉可能在部分湿性年龄相关性黄斑变性患者的黄斑增厚以及视觉扭曲中具有一定的作用[24]。然而,需要进一步的前瞻性研究来证实这些发现。

黄斑图和患者监测

由于商用 OCT 设备的引入,OCT 的最关键特点是能用自动软件算法计

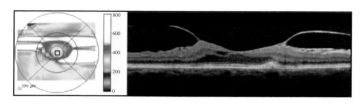

图 4-2-11　伪影分割。在玻璃体后界膜脱离视网膜时,可能引起自动分割软件故障。这使黄斑厚度测量发生显著变化,并在黄斑厚度图上见伪影或轮辐状图像。

算出黄斑厚度。旧版 TD-OCT 设备只采用少量穿过黄斑的扫描来计算这些图,但新型的 SD-OCT 设备可使用大量数据计算出详细的、更精确的黄斑厚度图。黄斑图为监测年龄相关性黄斑变性患者的非常有用的方法,因为它能够提供精确的黄斑厚度数值,能随时间或者在治疗后进行随访。显然,黄斑图由自动化软件计算而来,软件有可能损坏。因此,必须注意确保不存在软件相关的伪影(见下文)。

随着抗 VEGF 玻璃体腔注射治疗年龄相关性黄斑变性的出现,OCT 已成为随访治疗反应的金标准(见图 4-2-8)。黄斑地形图和单一切面图都可用于评估 OCT 上是否存在液体,这是新生血管活动的主要指标。在多项前瞻性研究中,包括年龄相关性黄斑变性治疗比较试验(CATT)[25]和 HARBOR 试验[26],OCT 用作是否对患者进行治疗的主要指标(OCT 上具有视网膜内或视网膜下积液迹象的患者则进行治疗),并且大多数视网膜专家将 OCT 作为抗 VEGF 疗法中指导决策的主要工具。

局限性和伪影

与其他成像模式一样,OCT 具有一些局限性。OCT 的测量随组织内的光学性质而变化,这不一定与组织学检查上的解剖结构直接相关。OCT 可受间质混浊的限制,例如白内障或玻璃体积血。OCT 还取决于检查者的技能。检查者必须在量程和焦点内采集图像,并且必须对眨眼和运动伪影扫描进行检查。不良的扫描应废弃并由检查者重复操作。患者的轴向移动可使用计算机软件纠正,但横向移动无法纠正。检查者务必确保中央凹位于图像中心。在年龄相关性黄斑变性患者中,因为中央凹轮廓扭曲而难以做到这一步。年龄相关性黄斑变性患者还可能固视困难,可以对这些患者进行对侧眼外注视。

　　使用计算机算法确定视网膜厚度也会产生伪影。年龄相关性黄斑变性患者的视网膜外界因玻璃膜疣、视网膜色素上皮脱离或脉络膜新生血管而变得不清楚。如果玻璃状后界膜可见,则自动软件可能错误地将玻璃状后界膜作为视网膜内边界进行测量。可在单切面 OCT 图像上,或黄斑厚度出现非生理性变化的黄斑图上观察到分割伪影(见图 4-2-10)。分割错误还可能出现在信噪比较低的扫描中,并且多数临床可用的 OCT 设备提供确定各个 OCT 扫描质量的信号强度测量方法。

小结

　　OCT 是一种具有无可比拟的高分辨率黄斑成像的新型成像设备。单独的 OCT 扫描允许在微观细节上对黄斑解剖进行分析,而 OCT 的厚度成像能力使其成为随访治疗患者的有用工具。在非渗出性和渗出性年龄相关性黄斑变性中,OCT 能使黄斑病变精确可视化,包括玻璃膜疣、地图样萎缩、视网膜色素上皮的异常和脉络膜新生血管。在湿性年龄相关性黄斑变性中,OCT 已成为监测接受抗 VEGF 玻璃体腔注射药物治疗患者的金标准。OCT 现已成为年龄相关性黄斑变性患者诊断和治疗的必要工具,并在当今的视网膜临床实践中起着至关重要的作用。

(吴联群 译　张跃红 李茅 审校)

参考文献

1. Huang D, Swanson EA, Lin CP, et al. Optical coherence tomography. *Science*. 1991;254(5035):1178-1181.
2. Keane PA, Patel PJ, Liakopoulos S, Heussen FM, Sadda SR, Tufail A. Evaluation of age-related macular degeneration with optical coherence tomography. *Surv Ophthalmol*. 2012;57(5):389-414.
3. Hee MR, Izatt JA, Swanson EA, et al. Optical coherence tomography of the human retina. *Arch Ophthalmol*. 1995;113(3):325-332.
4. Drexler W, Morgner U, Ghanta RK, Kartner FX, Schuman JS, Fujimoto JG. Ultrahigh-resolution ophthalmic optical coherence tomography. *Nat Med*. 2001;7(4):502-507.
5. Wojtkowski M, Bajraszewski T, Gorczynska I, et al. Ophthalmic imaging by spectral optical coherence tomography. *Am J Ophthalmol*. 2004;138(3):412-419.
6. Spaide RF, Koizumi H, Pozzoni MC. Enhanced depth imaging spectral-domain optical coherence tomography. *Am J Ophthalmol*. 2008;146(4):496-500.
7. Anger EM, Unterhuber A, Hermann B, et al. Ultrahigh resolution optical coherence tomography

of the monkey fovea. Identification of retinal sublayers by correlation with semithin histology sections. *Exp Eye Res.* 2004;78(6):1117-1125.

8.　Srinivasan VJ, Monson BK, Wojtkowski M, et al. Characterization of outer retinal morphology with high-speed, ultrahigh-resolution optical coherence tomography. *Invest Ophthalmol Vis Sci.* 2008;49(4):1571-1579.

9.　Spaide RF, Curcio CA. Drusen characterization with multimodal imaging. *Retina.* 2010;30:1441-1454.

10.　Leuschen JN, Schuman SG, Winter KP, et al. Spectral-domain optical coherence tomography characteristics of intermediate age-related macular degeneration. *Ophthalmology.* 2013;120(1):140-150.

11.　Schuman S, Koreishi A, Farsiu S, et al. Photoreceptor layer thinning over drusen in eyes with age-related macular degeneration imaged in vivo with spectral- domain optical coherence tomography. *Ophthalmology.* 2009;116:488-496.

12.　Christenbury JG, Folgar FA, O'Connell RV, et al. Progression of intermediate age-related macular degeneration with proliferation and Inner retinal migration of hyperreflective foci. *Ophthalmology.* 2013;120(5):1038-1045.

13.　Freund KB, Laud K, Lima LH, et al. Acquired vitelliform lesions: correlation of clinical findings and multiple imaging analyses. *Retina.* 2011;31:13-25.

14.　Wolf-Schnurrbusch UEK, Enzmann V, Brinkmann CK, et al. Morphologic changes in patients with geographic atrophy assessed with a novel spectral OCT-SLO combination. *Invest Ophthalmol Vis Sci.* 2008;49:3095-3099.

15.　Cohen SY, Dubois L, Nghiem-Buffet S, et al. Retinal pseudocysts in age-related geographic atrophy. *Am J Ophthalmol.* 2010;150(2):211-217.

16.　Bearelly S, Chau FY, Koreishi A, Stinnett SS, Izatt JA, Toth CA. Spectral domain optical coherence tomography imaging of geographic atrophy margins. *Ophthalmology.* 2009;116(9):1762-1769.

17.　Spaide RF. Age-related choroidal atrophy. *Am J Ophthalmol.* 2009;147:801-810.

18.　Hughes EH, Khan J, Patel N, et al. In vivo demonstration of the anatomic differences between classic and occult choroidal neovascularization using optical coherence tomography. *Am J Ophthalmol.* 2005;139:344-346.

19.　Spaide RF. Enhanced depth imaging optical coherence tomography of retinal pigment epithelial detachment in age-related macular degeneration. *Am J Ophthalmol.* 2009;147(4):644-652.

20.　Chan CK, Meyer CH, Gross JG, et al. Retinal pigment epithelial tears after intravitreal bevacizumab injection for neovascular age-related macular degeneration. *Retina.* 2007;27(5):541-551.

21.　Truong SN, Alam S, Zawadzki RJ, et al. High resolution Fourier-domain optical coherence tomography of retinal angiomatous proliferation. *Retina.* 2007;27:915-925.

22.　Ojima Y, Hangai M, Sakamoto A, et al. Improved visualization of polypoidal choroidal vasculopathy lesions using spectral-domain optical coherence tomography. *Retina.* 2009;29(1):52-59.

23.　Chung SE, Kang SW, Lee JH, Kim YT. Choroidal thickness in polypoidal choroidal vasculopathy and exudative age-related macular degeneration. *Ophthalmology.* 2011;118(5):840-845.

24.　Krebs I, Brannath W, Glittenberg C, et al. Posterior vitreomacular adhesion: a potential risk factor for exudative age-related macular degeneration? *Am J Ophthalmol.* 2007;144:741-746.

25.　Comparison of Age-related Macular Degeneration Treatments Trials (CATT) Research Group, Martin DF, Maguire MG, et al. Ranibizumab and bevacizumab for treatment of neovascular age-related macular degeneration: two-year results. *Ophthalmology.* 2012;119(7):1388-1398.

26.　Busbee BG, Ho AC, Brown DM, et al. Twelve-month efficacy and safety of 0.5 mg or 2.0 mg ranibizumab in patients with subfoveal neovascular age-related macular degeneration. *Ophthalmology.* 2013;120(5):1046-1056.

第 3 节　荧光素和吲哚菁绿眼底血管造影

Michael D. Tibbetts, MD, Elias Reichel, MD

荧光素眼底血管造影(FA)和吲哚菁绿眼底血管造影(ICGA)是诊断年龄相关性黄斑变性(AMD)的两项重要检查技术[1]。这些检查技术采用静脉染料辅助视网膜和脉络膜血管成像。继 Gass 等[2]的工作之后,在 20 世纪 70 年代 FA 技术得以迅速发展并被广泛应用于 AMD 的研究。ICGA 也开展于 20 世纪 70 年代,但直到 20 世纪 90 年代出现能够获取具有临床意义图像的数字成像系统之后,该项技术才被广泛应用于临床[3-7]。虽然诊断技术已逐渐进入高分辨率光学相干层析成像技术(OCT)的时代(见第 4 章第 2 节),但 FA 仍被认为是诊断脉络膜新生血管(CNV)的金标准[8]。ICGA 的优势是可以使脉络膜血管系统的深层结构成像,这对于鉴别 AMD 与其他视网膜色素上皮(RPE)及脉络膜相关眼底病是非常有意义的[9]。

荧光素眼底血管造影

技术原理

进行 FA 时,先将荧光素钠溶解在无菌生理盐水中(常用剂量为 25%的荧光素钠 2~3 mL 或 10%的荧光素钠 5mL),然后肘静脉内注射。绝大多数荧光素钠都会与血浆蛋白结合, 剩下约 20%未能与血浆蛋白结合的荧光素钠在血管系统内循环, 包括视网膜和脉络膜血管。荧光素钠可被波长 485~500nm 的蓝光激发,发射出波长 520~535nm 的黄绿色荧光。其成像过程为, 在眼底照相机的激发光源前放置一个蓝色滤光片,白光从该滤光片通过后, 激发视网膜和脉络膜血管中游离或渗漏的荧光素分子,发射出的黄绿色荧光和反射的蓝光同时返回到照相机镜头,镜头的黄绿光滤光片可以屏蔽蓝光,只让黄绿色荧光通过并在胶片或者数字界面成像。标准拍摄角度下可以看到30°范围内眼底,放大倍数为2.5倍。广角拍摄设备可以观察到200°范围内眼底使周边部视网膜成像。

所有患者都会出现的FA的副反应包括2~6小时内皮肤和结膜的黄染,以及1~2天内尿液颜色加深。需要更多关注的副反应包括:5%~10%的患者会出现恶心、呕吐或者血管迷走神经反射,约1%的患者可能会出现荨麻疹,以及非常罕见的过敏反应(发生率<1/100 000)[10]。

FA 的解读

荧光素眼底血管造影结果的解读依据荧光素充盈血管的形态、时间和位置。弱荧光通常出现在荧光信号被色素、血液或者纤维组织阻挡的情况下,或者血管充盈不良,导致充盈缺损。强荧光可以表现为几种主要的类型,包括荧光素渗漏、着染、染料积存和窗样缺损,均可见于AMD患者。渗漏是荧光信号逐渐、显著增强的过程,系指造影过程中,荧光素分子从RPE弥散到视网膜下间隙、血管外或从视网膜新生血管弥散到玻璃体腔中。相反,着染是指荧光素分子进入瘢痕或玻璃膜疣等实质组织时的荧光素染色模式。着染时荧光强度逐渐增强,造影晚期可见边界固定而不扩散的强荧光病灶。染料积存是指荧光素聚集在视网膜或脉络膜的液性空间,比如RPE脱离区。最后,透视或者窗样缺损,是指透过色素脱失区域或RPE缺损看到的正常脉络膜荧光。

干性 AMD 的 FA

非新生血管性(干性)AMD的FA表现为以RPE和Bruch膜的改变为主。最典型的表现是玻璃膜疣,其造影晚期荧光素染色(图4-3-1)。软性融合的玻璃膜疣也可以特征性地呈现为荧光素积存在Bruch膜弥漫性增厚的区域。"星空"样外观表现的基底膜层状玻璃膜疣患者,FA图像中可见大量玻璃膜疣,以及荧光素渗入假性卵黄状脱离区域的视网膜下间隙(图4-3-2)。视网膜色素上皮脱离(RPED)呈现为快速的荧光素充盈,这种FA表现是由于从脉络膜毛细血管渗漏的荧光素积存在RPED区域所导致。RPE缺失或变薄的区域表现为地图样萎缩(GA),其FA呈现为特征性的窗样缺损(图4-3-3

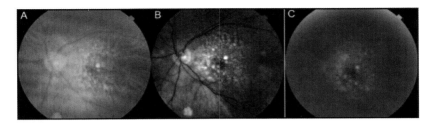

图 4-3-1　玻璃膜疣的眼底血管造影图像。(A)干性 AMD 患者的彩色眼底图可见黄斑区多个中到大的玻璃膜疣。(B)无赤光眼底图呈现的玻璃膜疣。(C)FA 晚期玻璃膜疣染色，无 CNV。

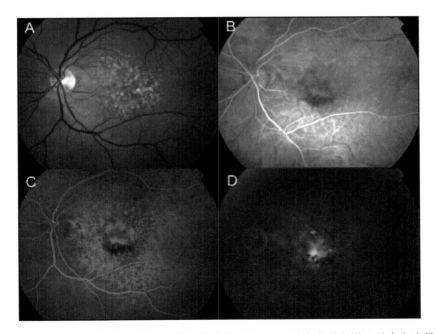

图 4-3-2　假性卵黄状脱离的基底膜层状玻璃膜疣。(A)无赤光眼底图显示多个边界清晰的玻璃膜疣以及黄斑区浅表的视网膜下液。(B)FA 静脉期黄斑中心区假性卵黄状脱离显示为视网膜下空隙的荧光素早期渗漏，可见基底膜层状沉着物。(C)动静脉期呈现"星空"样表现的基底膜层状玻璃膜疣，视网膜下液渗漏增强。(D)FA 晚期显示玻璃膜疣的染色以及假性卵黄状脱离的渗漏增强。

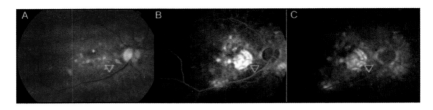

图 4-3-3 干性 AMD 患者的多灶性 GA。(A)彩色眼底图可见多个玻璃膜疣和 GA(白色箭头)。(B)回流期 FA 可见对应于 GA 处的边界清楚的强荧光(白色箭头)。(C)FA 晚期可见 GA 区域的持续强荧光以及脉络膜血管的相对弱荧光,无渗漏。

和图 4-3-4)。由于 RPE 的改变而造成的局部区域大量色素沉积可呈现为局部遮蔽荧光。

湿性 AMD 的 FA

CNV 是新生血管性(湿性)AMD 的标志性病灶,FA 是诊断 CNV 的金标准[8]。如果根据眼底表现或者其他结果怀疑是湿性 AMD,就应该进行 FA 检查以进一步确认。尽管 OCT 在 AMD 的诊断和治疗方案的选择方面起重要作用(见第 4 章第 2 节),但一项前瞻性研究的结果表明,具有高特异性的时域 OCT 仅有中度敏感性 (与金标准 FA 相比, 敏感性为 0.69)[11]。高分辨谱域 OCT 可能在监测新发 CNV 方面敏感性会提高, 但其在 AMD 的诊断和新发 CNV 的监测方面仍不能替代 FA。

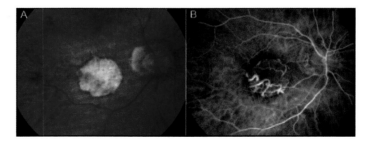

图 4-3-4 年龄相关性脉络膜萎缩患者的 GA。(A)彩色眼底图可见黄斑中心区大面积的 GA 和视盘旁萎缩灶。(B)FA 静脉期 GA 病灶处可见由于窗样缺损而暴露的脉络膜血管。

　　CNV 的各种 FA 表现与 CNV 的大小以及 Bruch 膜、RPE 和视网膜神经层的解剖和血管改变有关。根据黄斑光凝研究组（MPS）的研究，CNV 按照距离黄斑中心凹的位置不同可以分为旁中心凹型、中心凹下型和近中心凹型[12,13]。旁中心凹型 CNV 是指 CNV 距离黄斑中心凹无血管区几何中心 200~2500μm 范围内。近中心凹型 CNV 是指 CNV 位于黄斑中心凹无血管区 199μm 范围内，可包括部分无血管区但不包括正中心。中心凹下型 CNV 是指 CNV 就位于黄斑中心凹无血管区中心下。在抗血管内皮生长因子（抗VEGF）治疗 CNV（见第 7 章）的时代之前，这几个概念对于判断 CNV 的预后以及激光光凝治疗方案的选择非常重要。

　　根据 FA 成像特点，CNV 分为经典型和隐匿型两种类型[13]。经典型 CNV，即 2 型 CNV，特征为造影早期出现边界清楚的强荧光并逐步强化，造影晚期由于荧光素渗漏病灶边界变模糊（图 4-3-5）。解剖结构上，2 型 CNV 位于RPE 上方。隐匿型（1 型）CNV，在造影早期表现为斑片状边界不清的强荧光，晚期形成更大面积的不规则强荧光（图 4-3-6）。1 型 CNV 位于 RPE 下方。隐匿型 CNV 又可以分成纤维血管性色素上皮脱离（RPED）和不明来源的晚期渗漏两种类型。纤维血管性 RPED 是指荧光素注射后 1~2 分钟内充盈的斑片状或颗粒状荧光区域，而不明来源的晚期渗漏是位于 RPE 层面的晚期荧光，但与 RPE 层的隆起或经典的 CNV 无关联。湿性 AMD 还有第 3 种类型，即视网膜血管瘤样增生（RAP），或称为 3 型 CNV，与视网膜本身的新生血管增殖有关[14]。典型的 RAP 病灶在 FA 的表现与隐匿型 CNV 相似，可以通过ICGA 局部强荧光来鉴别两者。

　　这几种分型对于判断激光光凝治疗和维替泊芬光动力学疗法（PDT）的

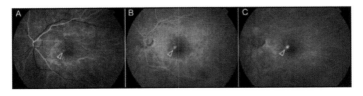

图 4-3-5　经典型 CNV。(A)FA 动脉期呈现黄斑中心凹早期弱荧光(箭头)。(B)FA 动静脉期呈现边界清楚的不断加强的强荧光，与经典型 CNV 表现一致。(C)晚期 FA 呈现荧光素渗漏。

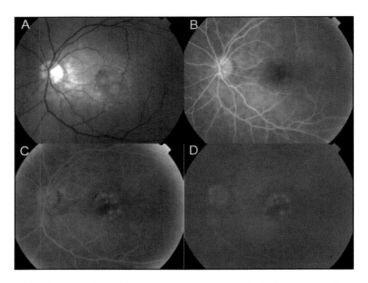

图 4-3-6   隐匿型 CNV。(A)无赤光眼底图可见玻璃膜疣、出血和黄斑中心的 RPE 隆起。(B)FA 动静脉期在黄斑中心的淡斑片状强荧光。(C)FA 回流期可见不断增强的斑片状、边界不清的强荧光。(D)FA 晚期斑片状强荧光出现渗漏。

效果是非常重要的。在几项 PDT 治疗 AMD 的著名临床研究中,如光动力治疗 AMD(TAP)和维替泊芬光动力治疗(VIP),可以根据 FA 表现进一步区分主要经典型、轻微经典型和隐匿型的 CNV[15,15]。这些研究也包括了黄斑中心凹下直径 5400μm 范围内的 CNV 患者。主要经典型 CNV 是指经典型 CNV 成分占整个病变区域的 50%以上,轻微经典型 CNV 是指经典型 CNV 成分占整个病变范围的 1%~49%。隐匿型 CNV 是指仅有隐匿型 CNV 病灶。在 TAP 研究中,PDT 治疗主要经典型 CNV 的效果优于安慰剂组[15]。相反,在 VIP 研究中,隐匿型 CNV 经过 PDT 治疗 1 年内效果不明显,治疗 2 年后才有轻微的改善[16]。最初学者们曾假设隐匿型 CNV 的预后好于经典型 CNV 或者经典型 CNV 与隐匿型 CNV 的混杂病灶,但关于几项临床试验中未治疗眼预后的荟萃分析却并不支持这种假说[17]。临床实践证明,患者最终的视力并不取决于 FA 分类,而主要与患者最初视力有关。FA 除了在眼底病诊断中发挥重要作用,也可以用来监测治疗效果。渗漏消失提示 CNV 的消退,而新出现的渗漏则预示着复发[1]。

　　FA 在诊断和描述 RPED 方面也是非常有用的。RPED 最常见于 AMD，也见于中心性浆液性脉络膜视网膜病变(CSC)等脉络膜疾病中。RPED 可以被描述成浆液性、纤维血管性或玻璃膜疣样的[18]。浆液性 RPED 在造影早期即快速充盈，表现为均匀的强荧光，边界和强度在造影过程中变化不大。强荧光是因为荧光素弥散穿过 Bruch 膜，染料积存在 RPE 下的空间。与浆液性 RPED 相反，纤维血管性 RPED 是隐匿型 CNV 的一个亚型，RPE 隆起呈现不规则的地图样，荧光素染色显示为斑点状，不均匀形状，充盈很缓慢。浆液性 RPED 荧光出现在荧光素注射后 20~60 秒，纤维血管性 RPED 在注射后 1~3 分钟出现荧光充盈，造影晚期会出现渗漏或着染。玻璃膜疣样 RPED 是由进行性扩大的软性玻璃膜疣融合而成的[19]。在 FA 中，RPE 下空隙逐渐染色，由于荧光素进入到融合的玻璃膜疣，因此没有渗漏或不规则密度，但不是染料积存或渗漏。

根据 FA 结果对 AMD 与其他疾病进行鉴别诊断

　　FA 在 AMD 与多种类似疾病的鉴别诊断中是非常有用的，包括黄斑营养不良、CSC、特发性葡萄膜渗漏综合征和息肉状脉络膜血管病变(PCV)(见第 5 章)。黄斑营养不良眼底表现为局部针尖状或网状色素堆积区包绕着卵黄状脱离病灶，伴随外层视网膜特征性的淡黄色异常包围。它与 AMD 的鉴别点是 FA 晚期卵黄状脱离区的荧光素染色。FA 在鉴别 AMD 和出现视网膜下液的其他眼底病也有帮助，比如 CSC、视神经小凹、PCV 和特发性葡萄膜渗漏综合征。CNV 和 PCV 的视网膜下液面积通常与 FA 呈现出的荧光素渗漏的面积是一致的，不同于 CSC 中大面积的视网膜下液对应的是 FA 中针尖样荧光素渗漏。特发性葡萄膜渗漏综合征在 FA 呈现的荧光素渗漏通常是弥散的，有更明显的视网膜下液。

吲哚菁绿眼底血管造影

技术原理

　　吲哚菁绿(ICG)是一种水溶性高分子量染料，其吸收和发射波长的峰值分别为 805nm 和 835nm[9]。由于 ICG 几乎完全与血浆蛋白结合而减少了其在脉络膜毛细血管内皮间隙的渗漏，因此它可以维持在脉络膜循环中而使脉络膜循环清晰显影。共聚焦激光成像系统诱发 ICG 发出荧光后,红外线眼底摄像系统可以监测到荧光。现代成像系统已经可以通过设置不同波长的荧光而同时获得 FA 和 ICGA 图像。ICGA 相比于 FA 的优势是,近红外光的光波可以穿透色素、液体、脂质和血液等不透明组织。这些特征可以提高隐匿型 CNV 和 RPED 的显影[4,20]。而且,扫描激光检眼镜成像系统将红外光聚焦在视网膜表面的一个很窄的范围内，这样就可以产生比传统的眼底像对比度更大的图像[21]。

与 FA 相比,ICG 的副作用发生率更低,但过敏反应会更严重。0.15%的患者可能出现恶心、呕吐、打喷嚏、痒等比较轻的副作用[22]。更严重的副作用包括荨麻疹、昏厥、血压过低和过敏反应,但发生率低。过敏反应极其罕见。由于 ICG 中含有 5%的碘化物,因此对碘或贝类过敏的患者应该谨慎使用 ICG。另外,ICG 是通过肝脏代谢的,因此应该避免在肝病患者中进行吲哚菁绿眼底血管造影的检测。

ICGA 的解读和适应证

ICGA 的解读根据成像后荧光的形状、位置和充盈时间。CNV 表现为斑片状、热点或两者的混合型[23,24]。斑片状荧光通常由晚期着染的血管形成,与隐匿型 CNV 有关。相反,热点是直径小于一个视盘直径、边界清楚的强荧光,可能提示 RAP 或息肉样 CNV(图 4-3-7)[23]。由于 ICG 不会渗漏到视网膜下或 RPE 下空隙,因此 ICGA 形成的高对比度足以鉴别 RAP 病变和隐匿型或轻微经典型 CNV[14]。

ICG 的一个最重要用途是鉴别湿性 AMD 和 PCV(图 4-3-8)[25]。Yannuzzi[5]提出,如果可疑湿性 AMD 具备以下 5 个 PCV 常见特征中的任何一个,就应该考虑进行 ICGA 加以鉴别:

- 黑色人种;
- 在视盘周围的浆液性黄斑脱离;
- 没有玻璃膜疣的浆液性黄斑脱离;
- 大的、血管化的 RPED,特别是广泛出血性或浆液性或小的囊样黄斑

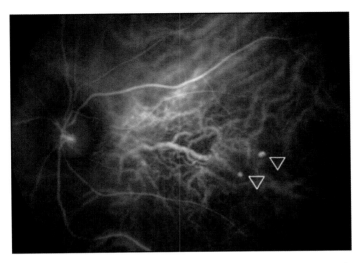

图 4-3-7　ICGA 可见两处强荧光区(箭头)，与 PCV 特征性的血管息肉样眼底改变一致。

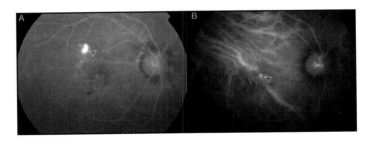

图 4-3-8　PCV 患者的 FA 和 ICGA 对比。(A)FA 回流期可见黄斑上方边界清楚的强荧光病灶(箭头)，符合 CNV 表现。(B)ICGA 呈现点状强荧光，与 PCV 特征性的血管息肉样眼底改变一致。

水肿；

　　● 对多次抗 VEGF 药物注射没有效果或者收效甚微的血管化 RPED。

　　ICG 也可以用来鉴别老年人的不典型弥散性 CSC 和隐匿型 CNV。CSC 的 ICGA 表现为典型的多灶性强荧光，这与 CSC 中脉络膜高渗透性相关。ICGA 对于激光光凝术后原始病灶已经不清晰的复发 CNV 的诊断也非常有用[26]。也有一些较早期的研究用 ICGA 识别 CNV 的供养血管以方便激光光凝治疗[27,28]。这些早期研究的结果混杂，同时因为光动力学疗法和抗 VEGF 药物治疗在很多适应证中很快替代了激光光凝治疗，因此这项技术并没有被广泛接受。

小结

FA 在描述 AMD 特征方面是非常有用的诊断技术，到目前为止，FA 仍然是诊断湿性 AMD 的金标准。FA 可被用于 AMD 中的 CNV 的分类，并可以指导新生血管膜的激光治疗（热激光或 PDT）。ICGA 可被用于检测湿性 AMD 的某些亚型，比如 PCV 和 RAP，或者用来鉴别 AMD 与一些类似的疾病，比如 CSC。在 AMD 的临床治疗方面，FA 和 ICGA 均是非常重要的诊断工具。

（张跃红 译　吴联群 李茅 审校）

参考文献

1. Gess AJ, Fung AE, Rodriguez JG. Imaging in neovascular age-related macular degeneration. *Semin Ophthalmol*. 2011;26:225-233.

2. Gass JD. Drusen and disciform macular detachment and degeneration. *Trans Am Ophthalmol Soc*. 1972;70:409-436.

3. Guyer DR, Puliafito CA, Mones JM, Friedman E, Chang W, Verdooner SR. Digital indocyanine-green angiography in chorioretinal disorders. *Ophthalmology*. 1992;99:287-291.

4. Yannuzzi LA, Slakter JS, Sorenson JA, Guyer DR, Orlock DA. Digital indocyanine green videoangiography and choroidal neovascularization. *Retina*. 1992;12:191-223.

5. Yannuzzi LA. Indocyanine green angiography: a perspective on use in the clinical setting. *Am J Ophthalmol*. 2011;151:745-751.e1.

6. Flower RW, Hochheimer BF. Indocyanine green dye fluorescence and infrared absorption choroidal angiography performed simultaneously with fluorescein angiography. *Johns Hopkins Med J*. 1976;138:33-42.

7. Orth DH, Patz A, Flower RW. Potential clinical applications of indocyanine green choroidal angiography: preliminary report. *Eye Ear Nose Throat Mon*. 1976;55:15-28, 58.

8. Do DV. Detection of new-onset choroidal neovascularization. *Curr Opin Ophthalmol*. 2013;24:244-247.

9. Reichel E, Puliafito CA. *Atlas of Indocyanine Green Angiography*. New York, NY: Igaku-Shoin Medical Publishers Inc; 1996.

10. Kwiterovich KA, Maguire MG, Murphy RP, et al. Frequency of adverse systemic reactions after fluorescein angiography. Results of a prospective study. *Ophthalmology*. 1991;98:1139-1142.

11. Do DV, Gower EW, Cassard SD, et al. Detection of new-onset choroidal neovascularization using optical coherence tomography: the AMD DOC Study. *Ophthalmology*. 2012;119:771-778.

12. Argon laser photocoagulation for senile macular degeneration. Results of a randomized clinical

trial. *Arch Ophthalmol.* 1982;100:912-918.

13. Argon laser photocoagulation for neovascular maculopathy. Three-year results from randomized clinical trials. Macular Photocoagulation Study Group. *Arch Ophthalmol.* 1986;104:694-701.

14. Yannuzzi LA, Negrao S, Iida T, et al. Retinal angiomatous proliferation in age-related macular degeneration. *Retina.* 2001;21:416-434.

15. Photodynamic therapy of subfoveal choroidal neovascularization in age-related macular degeneration with verteporfin: one-year results of 2 randomized clinical trials—TAP report. Treatment of age-related macular degeneration with photodynamic therapy (TAP) Study Group. *Arch Ophthalmol.* 1999;117:1329-1345.

16. Verteporfin in Photodynamic Therapy Study Group. Verteporfin therapy of subfoveal choroidal neovascularization in age-related macular degeneration: two-year results of a randomized clinical trial including lesions with occult with no classic choroidal neovascularization—verteporfin in photodynamic therapy report 2. *Am J Ophthalmol.* 2001;131(5):541-560.

17. Shah AR, Del Priore LV. Natural history of predominantly classic, minimally classic, and occult subgroups in exudative age-related macular degeneration. *Ophthalmology.* 2009;116:1901-1907.

18. Zayit-Soudry S, Moroz I, Loewenstein A. Retinal pigment epithelial detachment. *Surv Ophthalmol.* 2007;52:227-243.

19. Roquet W, Roudot-Thoraval F, Coscas G, Soubrane G. Clinical features of drusenoid pigment epithelial detachment in age-related macular degeneration. *Br J Ophthalmol.* 2004;88:638-642.

20. Reichel E, Duker JS, Puliafito CA. Indocyanine green angiography and choroidal neovascularization obscured by hemorrhage. *Ophthalmology.* 1995;102:1871-1876.

21. Flower RW, Csaky KG, Murphy RP. Disparity between fundus camera and scanning laser ophthalmoscope indocyanine green imaging of retinal pigment epithelium detachments. *Retina.* 1998;18:260-268.

22. Hope-Ross M, Yannuzzi LA, Gragoudas ES, et al. Adverse reactions due to indocyanine green. *Ophthalmology.* 1994;101:529-533.

23. Fernandes LH, Freund KB, Yannuzzi LA, et al. The nature of focal areas of hyperfluorescence or hot spots imaged with indocyanine green angiography. *Retina.* 2002;22:557-568.

24. Guyer DR, Yannuzzi LA, Slakter JS, et al. Classification of choroidal neovascularization by digital indocyanine green videoangiography. *Ophthalmology.* 1996;103:2054-2060.

25. Yannuzzi LA, Wong DW, Sforzolini BS, et al. Polypoidal choroidal vasculopathy and neovascularized age-related macular degeneration. *Arch Ophthalmol.* 1999;117:1503-1510.

26. Reichel E, Pollock DA, Duker JS, Puliafito CA. Indocyanine green angiography for recurrent choroidal neovascularization in age-related macular degeneration. *Ophthalmic Surg Lasers.* 1995;26(6):513-518.

27. Shiraga F, Ojima Y, Matsuo T, Takasu I, Matsuo N. Feeder vessel photocoagulation of subfoveal choroidal neovascularization secondary to age-related macular degeneration. *Ophthalmology.* 1998;105:662-669.

28. Staurenghi G, Orzalesi N, La Capria A, Aschero M. Laser treatment of feeder vessels in subfoveal choroidal neovascular membranes: a revisitation using dynamic indocyanine green angiography. *Ophthalmology.* 1998;105:2297-2305.

第 **5** 章　与年龄相关性黄斑变性相似的疾病

Kapil G. Kapoor, MD, Sophie J. Bakri, MD

年龄相关性黄斑变性(AMD)是美国 65 岁以上人群严重视力损害的主要原因[1,2],准确的诊断和治疗十分重要[3]。过去,AMD 几乎没有有效的治疗方法。现在,治疗选择越来越多,疗效也越来越好,因而进一步突出了准确诊断 AMD 的重要性。通过各种眼科影像学诊断方法及患者病史和检查中的其他线索,许多黄斑部的疾病可与 AMD 相鉴别。AMD 与其他病变的鉴别常常会极大地影响到患者的治疗、随访、预后甚至心理状态[4]。本章主要描述 AMD 与其他黄斑病变的鉴别方法。

将 AMD 类疾病分成非血管性(干性)和血管性(湿性)是很有帮助的,但是这种分类并非互相排斥,不同类型 AMD 可以同时合并存在。我们进一步将这种大分类分为 3 个子分类,以便快速、精确诊断 AMD。

干性 AMD 类似疾病包括:

- 黄斑营养不良;
- 玻璃膜疣及相似病变;
- 黄斑萎缩。

湿性 AMD 类似疾病包括:

- 湿性 AMD 的变异型;
- 中心性浆液性视网膜病变;
- 脉络膜新生血管及其相似病变。

干性年龄相关性黄斑变性的类似疾病

黄斑营养不良

黄斑营养不良是导致视力丧失的一个重要原因，常常需要与 AMD 鉴别。与 AMD 不同,黄斑营养不良的发病年龄往往更早,通常有明确的早发视力丧失相关疾病家族史。典型的黄斑营养不良具有显著的双眼对称性改变,如果早期检查不明显,眼底自发荧光(FAF)能够更好地显示出这种对称性改变。这种典型改变是由于营养不良导致脂褐质在黄斑区沉积形成的。常见的需与干性 AMD 类似的黄斑营养不良包括 Stargardt 病（眼底黄色斑点症）、Best 病(卵黄状黄斑营养不良)、图形状营养不良[5]。

Stargardt 病是一种最常见的遗传性黄斑营养不良[6],多为 ABCA4 基因突变的常染色体隐性遗传,也可为 ELOVL4 基因突变的常染色体显性遗传[6,7]。典型表现是眼底检查可见分布于视网膜色素上皮层的黄色鱼形斑点（图 5-1A）。这些鱼形斑点可仅出现在后极部视网膜,但更常见分布于整个视网膜,后者称为眼底黄色斑点症。这些斑点经常形成网状图形,可以帮助我们与玻璃膜疣相鉴别,虽然有时单从临床上很难将二者鉴别。这些斑点是由脂褐质沉积形成的,因此 FAF 能更好区分斑点与干性 AMD 的玻璃膜疣(图 5-1B)。对斑点进行 OCT 扫描证实有高反射物质沉积在 RPE 层(图 5-1C)。荧光血管造影(FA)显示脉络膜无荧光,这是该病的特征性标志,其形成原因与视网膜色素上皮细胞内脂褐质沉积导致脉络膜荧光遮蔽有关[8]。Stargardt 病晚期,在黄斑部可见到类似 AMD 的地图状萎缩斑。30 多岁开始出现视力下降的家族史或者个人病史提示需要进行基因检测以便获得准确诊断。

Best 病(卵黄状黄斑营养不良)为常染色体显性遗传,由编码抗肌营养不良蛋白的 VMD2 基因突变导致。典型表现为黄斑出现黄色的、卵黄样病灶及不同程度的视力下降[9,10]。Best 病的自然病程可分为几个阶段,其中多个阶段的特点类似于 AMD。卵黄病变前期只有少许的 RPE 层改变,其后是卵黄病变期,黄斑区出现典型卵黄状改变。下一阶段是假性积脓期,表现为脂褐脂分层,然后是脂褐脂物质破裂的卵黄破碎期,最后阶段表现为萎缩,20%的病例伴随 CNV,二者都导致严重视力损害。当不能明确临床诊断时,EOG 可协

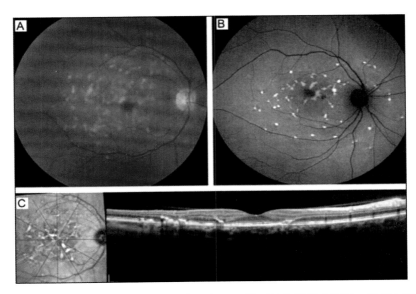

图 5-1　(A)右眼底照片显示 Stargardt 病患者 RPE 层面的鱼形斑点改变。(B)FA 更好地显示出不连续的鱼形斑点的边界,这些病灶因含有脂褐质成分而表现为强荧光。(C)OCT 显示这些脂褐质沉积在 RPE 层,伴随局部斑块状萎缩。

助与 AMD 的鉴别。Best 病典型的 EOG 表现为 Arden 比等于或低于 1.5,ERG 正常[9,10]。也可进行基因检测。

图形状营养不良是一组具有异质性的疾病,通常为显性遗传性疾病,表现为黄斑区由 RPE 层脂褐质沉积形成的特征性图形样病变[11]。在图形状营养不良的最早期及晚期,其表现容易与 AMD 混淆。图形状营养不良的早期病变通常始于轻微的 RPE 改变,进而进展为典型的图形样改变,在晚期可以进展为 RPE 的萎缩(图 5-2A 和 B)。荧光素眼底血管造影成像常常可以勾勒出双眼对称性脂褐质沉积的表型(图 5-2C 和 D)。RDS/外周蛋白基因检测也可能有助于诊断。

最典型的图形样改变包括小卵黄样(成人卵黄状黄斑营养不良)、蝶形(蝶样色素营养不良)或网状(网状营养不良)[11-13]等形状。成人卵黄状黄斑营养不良的特点是双眼对称的小而圆、淡黄色的中心凹下病变 (图 5-3A 和 B)。该类患者发病年龄早(30~50 岁),临床表现具有显著的双眼对称特点,

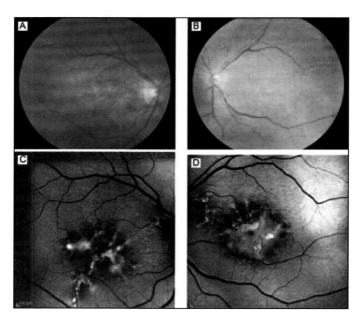

图 5-2　(A)右眼底图显示黄斑萎缩而无玻璃膜疣。(B)左眼底图显示对称性黄斑萎缩而无玻璃膜疣。(C) 右眼 FAF 显示脂褐质沉积的对称图形，这是典型的图形状营养不良。(D)左眼 FAF 显示脂褐质沉积的对称图形,这是典型的图形状营养不良。

FAF 上表现为双眼边界清晰的强荧光改变(图 5-3C 和 D),OCT 可见视网膜下沉积物及 IS/OS 破坏(图 5-3E)[14,15],这些特点可以辅助成人卵黄状黄斑营养不良与 AMD 的鉴别。如果患者的卵黄样病变范围较大,正常的 EOG 结果可以帮助我们与 Best 病相鉴别(图 5-3F)。蝶样色素营养不良常常表现为如同蝴蝶一般的三叶形色素改变(图 5-4A 和 B),这些表现在 FAF 上更为清晰(图 5-4C 和 D)。蝶样色素营养不良也可伴有周边视网膜点状的色素沉着[12,14]。网状营养不良表现为渔网样的病变,因而得名。图形状营养不良的诊治常常需要一系列的图像检查以及基因检测, 高达 15% 的患者会合并 CNV 形成,需进一步干预[16]。

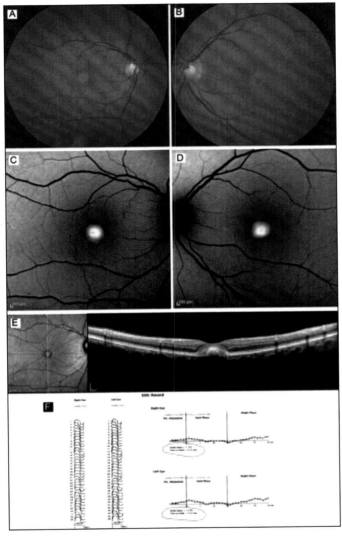

图 5-3　(A)右眼典型成人卵黄状黄斑营养不良,显示黄斑中心凹下卵黄样物质伴中央色素沉着。(B)左眼典型成人卵黄状黄斑营养不良,显示黄斑中心凹下卵黄样物质伴中央色素沉着。(C)右眼 FAF 显示卵黄样物质呈强荧光,表明为脂褐质沉积。(D)左眼 FAF 显示卵黄样物质呈强荧光,表明为脂褐质沉积。(E)OCT 可见黄斑中心凹视网膜下物质沉积。(F)EOG 显示正常的 Arden 比例,右眼为 1.73,左眼为 1.72,以此可排除 Best 病,确诊为成人卵黄状黄斑营养不良。

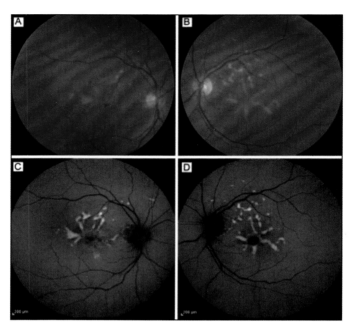

图 5-4　(A)右眼的眼底照片，可见放射状、蝶样营养不良。(B)左眼的眼底照片，可见放射状、蝶样营养不良。(C)右眼 FAF 显示脂褐质沉积导致的强荧光，形态与蝶样营养不良区域一致。(D)左眼 FAF 显示脂褐质沉积导致的强荧光，形态与蝶样营养不良区域一致。

玻璃膜疣及其类似病变

除年龄相关性黄斑变性以外的其他疾病的玻璃膜疣

玻璃膜疣是淡黄色、圆形、视网膜色素上皮层下的沉积，是干性 AMD 的典型表现。然而，它们也可见于其他情况[17]。家族性玻璃膜疣是由于遗传因素导致的黄斑玻璃膜疣。家族性玻璃膜疣被分为 4 种不同亚型：Hutchinson-Tay 脉络膜炎、Holthouse-Batten 脉络膜视网膜炎、Doyne 家族性蜂窝状脉络膜炎和 Malattia leventinese[18]。家族性玻璃膜疣的典型遗传方式为常染色体显性遗传（因而有时被称为显性玻璃膜疣），当然还有其他遗传方式[19]。Malattia leventinese 和 Doyne 家族性蜂窝状脉络膜炎在编码含细胞外基质蛋白（EFEMP1）的表皮生长因子的基因上出现突变[19,20]。与 AMD 相比，这些患者的发病年龄更早(20~50 岁),并常有家族史。这种玻璃膜疣也很有特征性,表现为细长及放射状,而且常延伸到血管弓上方,特别是鼻侧[20]。

　　引起中周边玻璃膜疣的重要因素包括膜性增生性肾炎(I 和 II 型)和家族性出血性肾炎 (Alport 综合征)[21]。这种玻璃膜疣出现年龄早, 有助于与AMD 相鉴别。其典型分布范围是越过血管弓,并在视网膜中周部广泛分布,但也可以集中出现在后极部(图 5-5A 和 B)。Alport 综合征常伴有圆锥形晶状体(图 5-5C)。这种类型的玻璃膜疣与 CNV 相关,因此应该强调追问肾病史的重要性[22]。

　　结晶沉积

　　视网膜结晶沉积与钙化的黄斑玻璃膜疣相似, 因为都可以在后极部形成,并都具有反光现象,有时鉴别诊断十分困难。

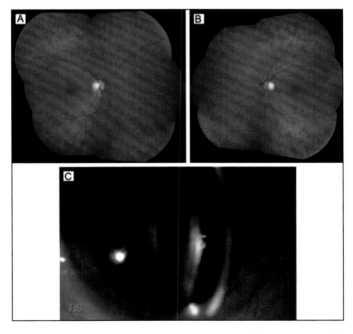

图 5-5　(A)Alport 综合征患者右眼眼底照片,可见均匀分布于视网膜中周部的致密的玻璃膜疣。(B)Alport 综合征患者左眼眼底照片,可见均匀分布于视网膜中周部的致密的玻璃膜疣。(C)Alport 综合征患者的眼前节照片,可见轻度前圆锥形的晶状体。

黄斑毛细血管扩张症 2 型(MacTel 2)与结晶有关,通常很难与湿性AMD 鉴别。因此,本章的下一节将进行更详细的讨论[23]。

Bietti 结晶样营养不良为常染色体隐性遗传,早期表现为片状的局部萎缩,并逐渐进展为大片融合的萎缩病灶。其与 AMD 的鉴别要点主要为结晶样沉积可发生在视网膜和角膜,且通常发病年龄较早(20~50 岁)[24]。

视网膜结晶沉积也可能与药物毒性有关,包括静脉注射美沙酮、哌替啶(表现为滑石粉视网膜病变)、他莫昔芬(抗肿瘤药)、甲氧氟烷(麻醉药)和斑蝥黄(口服鞣剂)[25]。详细询问病史可以帮助从病因上将这些疾病与 AMD 相鉴别。

全身情况也可能与结晶样视网膜病变有关,包括高草酸盐血症、高胱氨酸血症、高鸟氨酸血症和 Sjögren-Larsson 综合征[25]。高草酸盐血症患者在全身各组织中都有草酸钙盐沉积,并且常伴有肾结石病史[26]。高鸟氨酸血症表现为整个眼底的进行性回旋状萎缩灶,并伴有无色的、细长的、闪烁的结晶沉积[27]。高胱氨酸血症是一种少见的常染色体隐性遗传性溶酶体贮积症,也与弥漫性结晶沉积有关,典型的病例伴有重度肾功能障碍,10 岁内就需要进行肾移植[28]。Sjögren-Larsson 综合征是一种罕见的常染色体隐性遗传病,在 10 岁以内就出现旁黄斑中心凹区域的黄白色结晶沉积[25],并且通常伴有先天性鱼鳞病、肢体痉挛与精神发育迟滞。对于结晶沉积患者,完善的全身系统健康评估对于排除全身性病因十分重要。

视网膜斑点

如果黄斑病变以类似玻璃膜疣的淡黄色或淡白色斑点为主要表现,则容易与 AMD 相混淆。多种疾病会引起视网膜斑点,出现类似的改变。

良性家族性视网膜斑点症是一种常染色体隐性遗传性疾病,典型表现为散在的、黄白色、多形态的视网膜斑点,广泛分布于整个视网膜。由于视网膜斑点不累及黄斑中心凹,且大部分患者仍具有良好的视力,因此,这种疾病比较容易与 AMD 相鉴别。眼底白色斑点症是另一种具有类似眼底表现的疾病,该病还伴有夜盲及异常 ERG[29]。视网膜 Kandori 斑点症是一种罕见的疾病,主要表现为不规则、边界清楚、淡黄色的视网膜大斑点,并伴有夜盲[30]。仔细的眼科检查有助于将上述疾病与 AMD 区分开来,但家族史和 ERG 对诊断也有帮助。

黄斑萎缩

牛眼样黄斑病变

牛眼样黄斑病变表现为一种特殊的病变形态，即黄斑中心凹区周围依次出现环形色素脱失带和色素沉着带。这种萎缩性改变是氯喹中毒性视网膜病变的典型表现，但也可能与以下疾病有关[31]：

- Stargardt 病；
- 视锥细胞萎缩；
- 视锥-视杆细胞萎缩；
- 自身免疫性视网膜疾病；
- 中央晕轮状脉络膜萎缩；
- 黄斑营养不良；
- 橄榄体脑桥小脑萎缩；
- 蜡样脂褐质沉积症。

在一些 AMD 病例中，地图样萎缩可融合成环形，而中心凹不受累，这种情况与牛眼样黄斑病变非常相似。通常来说，牛眼样黄斑病变的病因可以与 AMD 鉴别，且 AMD 多在老年发病，伴有玻璃膜疣和逐渐融合的多灶性地图样萎缩。此外，家族史、基因诊断、FAF 和 ERG 也有助于该类疾病的诊断（图 5-6）。

其他原因导致的黄斑萎缩

近视性视网膜退行性病变是引起黄斑萎缩的另一重要原因，其表现与 AMD 类似，主要的鉴别要点有：与高度近视相符的屈光不正病史（屈光度>-6.0D 或眼轴>26.5mm)[32]；RPE 层广泛变薄导致的豹纹状眼底及脉络膜血管暴露；眼底检查可见视盘倾斜、视盘旁萎缩弧、漆裂纹、Forster-Fuchs 斑、后巩膜葡萄肿；此外，高度近视眼底不会出现玻璃膜疣，且发病年龄也比 AMD 早[32,33]。

北卡林罗纳黄斑营养不良是一种罕见的常染色体显性遗传病，通常在患者年轻时就进展为双眼对称的黄斑萎缩。该病的致病基因座（MCDR1）定位于染色体 6q14-q16.2 上，但致病基因仍未被确认。在北卡林罗纳黄斑营养不良的早期病变阶段，仅可见玻璃膜疣，随着病情发展可以进展为 RPE 层的

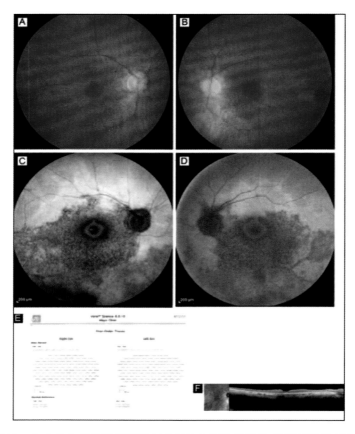

图 5-6 (A)一位自身免疫性视网膜病变患者的右眼眼底照片,可见环形的低色素沉着包围着高色素沉着,符合牛眼样黄斑病变。(B)一位自身免疫性视网膜病变患者的左眼眼底照片,可见环形的低色素沉着包围着高色素沉着,符合牛眼样黄斑病变。(C)右眼 FAF 显示以牛眼样图形为中心,呈放射状分布的点状弱荧光,提示弥漫的 RPE 功能障碍。(D)左眼 FAF 显示以牛眼样图形为中心,呈放射状分布的点状弱荧光,提示弥漫的 RPE 功能障碍。(E)多焦 ERG 显示低平的波形,符合弥漫性黄斑病变。(F)OCT 显示除黄斑中心凹以外的 RPE 萎缩。

萎缩,最终为地图样萎缩。通常,这类患者的实际视力会比黄斑萎缩程度所预期的视力要好[34]。

任何伴发脉络膜新生血管的病变都可能与各种黄斑萎缩和瘢痕相关,因而易与 AMD 相混淆。这部分内容我们将在下一节进行详细讨论。

湿性年龄相关性黄斑变性的类似疾病

湿性 AMD 的变异型

根据 FFA 中 CNV 的形态,湿性 AMD 可分为经典型与隐匿型两类(这在第 4 章曾讨论过)。随着诊断技术的发展,尤其是频域 OCT 和吲哚菁绿血管造影(ICGA)的发展,我们已经证实湿性 AMD 的疾病谱比以往所认识的要更为复杂。湿性 AMD 有两个重要类别,包括视网膜血管瘤增殖(RAP)和息肉状脉络膜血管病变(PCV)。

RAP 是湿性 AMD 的一个变异类型,其特征是视网膜内病理性新生血管形成,进而侵入视网膜下或侵入脉络膜[35]。RAP 也被称为三型新生血管,约占湿性 AMD 病例的 15%[35]。RAP 病情进展有三个阶段:第一阶段是视网膜内新生血管和视网膜毛细血管扩张(Ⅰ期);第二阶段是视网膜内新生血管延伸到视网膜下,形成视网膜下新生血管和 RPE 脱离(Ⅱ期);第三阶段是视网膜脉络膜新生血管的完全吻合(Ⅲ期)(图 5-7)[36]。

PCV 有两种变异类型:一种与 AMD 完全不同(通常,它的发病年龄比 AMD 早,而且没有 AMD 所特有的其他眼底表现),另一种则是湿性 AMD 的一个子类别。PCV 的特征是息肉状的血管形成分支网络,且非常容易出现渗出和视网膜下出血[37]。PCV 多发生于视乳头周围区域,且亚洲人群的发病率高。ICGA 是观察脉络膜血管最好的工具,对于诊断为难治性湿性 AMD 的患者,要考虑做此项检查(图 5-8)。

中心性浆液性视网膜病变

中心性浆液性脉络膜视网膜病变(CSC)是一种需要与 AMD 鉴别的重要疾病。它好发于 30~60 岁男性,并与 A 型人格和使用皮质类固醇有关。眼底检查和 OCT 检查可以发现视网膜下积液和 RPE 层脱离(图 5-9 A~D),深度增强成像 OCT 通常能发现脉络膜厚度增加(见第 4 章第 2 节)[38]。FA 能显示渗漏的形态,比如扩大的点状荧光、炊烟状或弥散状强荧光。ICGA 能显示出脉络膜血管的高通透性(图 5-9 E 和 F)[38]。CSC 患者经过一段时间观察后仍

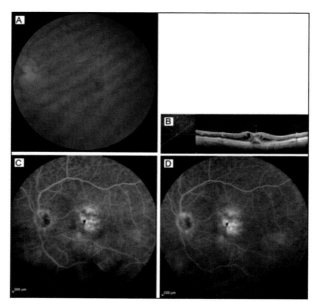

图 5-7　(A)左眼眼底彩照显示中心凹区域视网膜内出血,周围伴有血管瘤增生导致的黄斑囊样水肿。(B)左眼 OCT 显示色素上皮层脱离及视网膜内积液。(C)FA(早期)显示视网膜内出血产生的荧光遮蔽及旁中心凹花瓣状渗漏,与黄斑囊样水肿一致。(D)FA(晚期)显示视网膜内出血产生的荧光遮蔽,以及晚期荧光素的渗漏,与黄斑囊样水肿一致。

未愈者,可采用局部激光或光动力学疗法。也可以尝试全身口服药物,但是疗效不一。因为 CSC 的治疗措施完全不同于湿性 AMD,所以为了获得最佳疗效,鉴别两者显得尤为重要。

黄斑毛细血管扩张症

　　黄斑毛细血管扩张症(Ⅰ型和Ⅱ型)是一种容易与湿性 AMD 相混淆的疾病,它除了与结晶沉积有关以外,也与继发性视网膜下新生血管膜有关,因此它的表现与湿性 AMD 中的 CNV 非常相似。黄斑毛细血管扩张症曾被称为特发性旁中心凹毛细血管扩张,它主要有两亚型。Ⅰ型多为单眼发病,男性多见,与动脉瘤和渗出有关,可能是 Coats 病的一种轻微"顿挫型"变异。Ⅰ型黄斑毛细血管扩张症的典型 OCT 表现为黄斑水肿和高反射的硬性渗出。

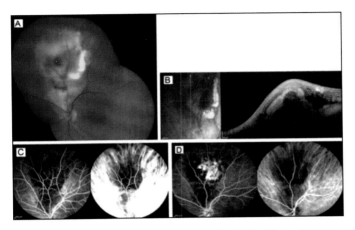

图 5-8　(A)左眼眼底彩照的叠加图显示视乳头周围视网膜下出血、视网膜下积液以及来自活动性息肉样脉络膜血管病变网的渗出。(B)该区域的 OCT 扫描证实视网膜下出血及视网膜下的积液和渗出。(C)左眼 FA(左图)与 ICGA(右图)的早期显示,视乳头周围息肉样的血管,与 PCV 的表现一致。(D)左眼 FA(左图)与 ICGA(右图)的晚期显示,息肉样血管的渗漏,与活动性 PCV 的表现一致。

Ⅱ型黄斑毛细血管扩张症比Ⅰ型常见,多为双眼发病,男女比例相当。也曾有人描述过黄斑毛细血管扩张症的其他类型(比如Ⅲ型,与双眼闭塞性毛细血管扩张有关),但非常罕见且可能就是Ⅰ和Ⅱ型的亚型[23]。因为Ⅱ型最常见,所以Ⅱ型通常就被认为是黄斑毛细血管扩张症的典型表现,也是文献中讨论最多的一种类型。

　　Ⅱ型黄斑毛细血管扩张症与 AMD 鉴别的关键特征是,双眼对称的黄斑中心凹颞侧的毛细血管扩张,有时伴有色素沉积以及直角静脉。患者的发病年龄也比 AMD 轻,多为 40~50 岁,且常伴有糖尿病病史。典型的 OCT 表现为正常的内层视网膜轮廓,外层视网膜(光感受器细胞层)断裂,黄斑中心凹组织缺失形成小的视网膜内囊腔,囊腔顶部常由菲薄的内界膜覆盖。FA 能清楚地显示扩张的毛细血管,从而将Ⅱ型黄斑毛细血管扩张症与 AMD 相鉴别[23]。

非 AMD 引起的脉络膜新生血管的病因

　　CNV 最常发生于湿性 AMD,但是其他多种能导致 Bruch 膜不稳定或破

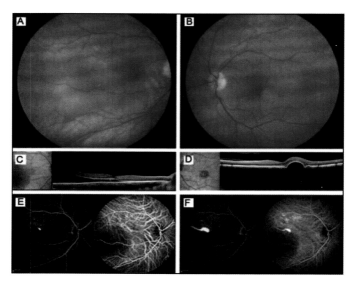

图 5-9 (A)活动性 CSR 患者的右眼眼底彩照显示黄斑中心凹颞侧的视网膜下积液。(B)左眼底彩照显示色素上皮层脱离与色素沉积,符合慢性 CSR 的表现。(C)右眼的 OCT 结果显示显著的视网膜下积液。(D)左眼的 OCT 结果显示浆液性色素上皮层脱离。(E)右眼 FA(左图)与 ICGA(右图)的早期显示,黄斑中心凹颞侧的强荧光区域。(F)右眼 FA(左图)与 ICGA(右图)的晚期显示,来自脉络膜高渗透区域的渗漏,符合 CSR 的表现。

坏 RPE 层的病因也可以形成 CNV, 包括感染性葡萄膜炎, 例如弓形体病(图5-10);非感染性葡萄膜炎,例如眼底白色斑点症(图 5-11);视乳头周围病变,例如血管样条纹症或视盘玻璃膜疣;黄斑营养不良,例如 Sorsby 病(一种罕见的常染色体显性遗传病,该病是由位于 TIMP-3 位点上的基因缺陷导致的双眼脉络膜新生血管)[39];脉络膜肿瘤,例如脉络膜痣、脉络膜黑色素瘤和脉络膜骨瘤(图 5-12);退行性病变,例如近视;医源性病因,例如激光治疗;创伤,如脉络膜破裂;眼组织胞浆菌病;或其他特发性病因[40-42]。通常,这些病症导致的 CNV 在 FA 上的表现非常典型,且对抗-VEGF 治疗反应良好。仔细询问病史、眼部体检和影像学检查可以帮助诊断。

病理性近视是一种除 AMD 之外导致 CNV 最常见的病因之一。近视会导致漆裂纹,也就是 Bruch 膜的断裂。这些裂缝是 CNV 穿透 Bruch 膜到达视

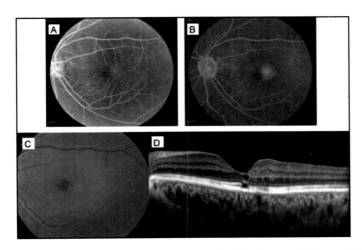

图 5-10　(A)左眼 FA 早期显示黄斑区颞侧毛细血管的扩张。(B)左眼 FA 晚期显示这些扩张的毛细血管的渗漏。(C)左眼眼底彩照显示毛细血管扩张区域的一处白色反光,缘于黄斑颞侧微小的结晶样病灶。(D)OCT 显示内层视网膜轮廓正常,外层视网膜(光感受器细胞层)断裂,黄斑中心凹组织缺失形成的小的视网膜内囊腔,囊腔顶部由菲薄的内界膜覆盖。

网膜下的通道。血管样条纹症的典型表现是双眼起始于视盘的、线状的、纤细的 Bruch 膜裂纹,裂纹处可透见深部血管(因此名为血管样)。该病与多种结缔组织疾病有关,尤其是弹性假黄色瘤,但也可以是特发性的[41,42]。

　　脉络膜炎症性疾病,不论在活动期(多灶性脉络膜炎)或黄斑瘢痕期(眼假组织胞浆菌病综合征)都可能导致 CNV,这些 CNV 起源于 Bruch 膜的断裂[40]。眼假组织胞浆菌病综合征(POHS)在美国引发极大的关注,因为其致病菌荚膜组织胞浆菌多分布在俄亥俄州和密西西比州河谷,该地区成人的 POHS 发病率较高。POHS 的三联征表现为脉络膜视网膜萎缩、视乳头旁瘢痕和 CNV 膜[42]。

黄斑出血的其他病因

　　后极病变伴发的黄斑出血可位于视网膜前、视网膜内、视网膜下和(或)RPE 层间,尽管这些出血常常提示 CNV,但仍需要重视其他不同病因导致的黄斑出血。视网膜大动脉瘤破裂出血也是黄斑出血的常见病因,典型的临床

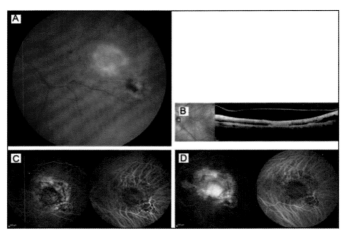

图 5-11 (A)一患者有弓形虫脉络膜视网膜炎病史及继发性 CNV,左眼眼底彩照显示黄斑颞下方淡黄色瘢痕,周围有视网膜内积液和玻璃体黄斑牵拉。(B)OCT 证实该眼黄斑颞下方瘢痕及周围视网膜内积液和玻璃体黄斑牵拉。(C)FFA(左图)和 ICGA(右图)的早期显示弓形虫瘢痕呈强荧光, 并且在 ICGA 上的表现无活动性, 说明 CNV 没有再度活动。(D)FFA(左图)和 ICGA(右图)的晚期显示荧光渗漏,与弓形虫脉络膜视网膜炎的再度活动一致,但 ICGA 没有活动性改变,说明 CNV 没有再度活动。

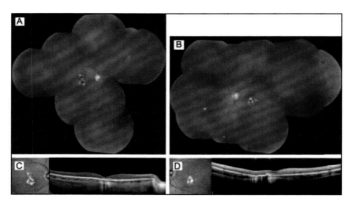

图 5-12 (A)多灶性脉络膜炎继发 CNV 患者的右眼眼底照片显示黄斑区瘢痕伴少量周边视网膜瘢痕。(B)多灶性脉络膜炎继发 CNV 患者的左眼眼底彩照显示黄斑区瘢痕伴少量周边视网膜瘢痕。(C)右眼 OCT 检查证实萎缩灶,不伴有视网膜内和视网膜下积液,提示 CNV 处于静止期。(D)左眼 OCT 检查证实萎缩灶,不伴有视网膜内和视网膜下积液,提示 CNV 处于静止期。

表现为 3 个层面的出血(视网膜前、视网膜内、视网膜下)(图 5-13)。如果致密的出血导致难以确定出血的来源，辅助检查可以发现破裂的大动脉瘤的白色中心,FFA 提示在视网膜动脉上出现一个囊样的强荧光，与视网膜大动脉瘤破裂的位置一致。既往高血压和糖尿病病史,且对侧眼合并高血压视网膜病变可进一步帮助诊断(图 5-14)[43]。

Valsalva 视网膜病变也可导致黄斑出血,其出血常位于视网膜下、视网膜前或视网膜内界膜下,并且有咳嗽、用力或其他剧烈运动等病史[44]。后极部肿瘤,如脉络膜黑色素瘤伴发出血的情况非常罕见,由脉络膜出血进入视网膜或玻璃体腔引起。当眼底检查窥不清时,B 超检查可证实肿瘤引起的脉络膜增厚。另一个黄斑出血的重要病因为增殖性糖尿病性视网膜病变,其典型表现为视网膜前的出血,尤其是玻璃体后界膜下方。糖尿病病史、双眼糖尿病视网膜病变、辅助检查或者 FA 证实新生血管芽的存在,均可帮助诊断。

小结

随着有效治疗策略的不断涌现,准确诊断 AMD 的重要性日益增加。本

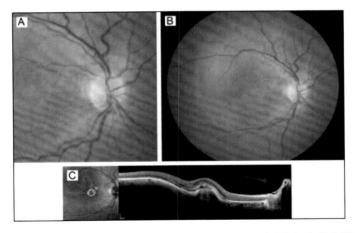

图 5-13　(A)与黄斑中心凹脉络膜新生血管对应的灰色、硬币形状损害的右眼黄斑照片。(B)沿颞上血管弓分布的、与前期观察到的脉络膜新生血管关联的脉络膜恶性黑素瘤的右眼眼底照片。(C)OCT 显示因脉络膜恶性黑素瘤以及黄斑中心凹脉络膜新生血管导致的颞侧脉络膜增厚以及相应视网膜内积液。

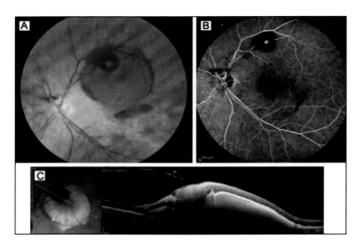

图 5-14 (A)左眼眼底照片显示大量黄斑区视网膜下出血及视网膜前出血。(B)左眼 FA 提示颞上分支动脉上的一个囊样的强荧光,与破裂的视网膜大动脉瘤位置一致。(C)病灶 的 OCT 扫描提示主要为视网膜下出血,伴有视网膜内出血及与之相关的玻璃体腔出血。

章试图通过陈述有关诊断线索的基本内容,以期鉴别干性和湿性 AMD 与其 相应的类似疾病。提高对 AMD 相似疾病的认识也将改善临床疗效,并达到 最佳的治疗结果。

(叶向彧 译 刘清云 吴联群 审校)

参考文献

1. Klein R, Lee KE, Gangnon RE, Klein BE. Incidence of visual impairment over a 20-year period: the Beaver Dam Eye Study. *Ophthalmology*. 2013;130(6):1210-1219.

2. Klein R, Klein BEK, Linton KLP. Prevalence of age-related maculopathy: the Beaver Dam Eye Study. *Ophthalmology*. 1992;99:933-943.

3. Current population reports population projections of the United States by age, sex, race, and hispanic origin: 1995-2050. Washington, DC: United States Bureau of the Census; 1996. Series P25-P1130.

4. Bennion AE, Shaw RL, Gibson JM. What do we know about the experience of age-related macular degeneration? A systematic review and meta-synthesis of qualitative research. *Soc Sci Med*. 2012;75(6):976-985.

5. Dosunmu EO, Bakri SJ. Mimickers of age-related macular degeneration. *Semin Ophthalmol*. 2011;26(3):209-215.

6. Noemi L, Holder GE, Bunce C, et al. Phenotypic subtypes of Stargardt macular dystrophy-fundus flavimaculatus. *Arch Ophthalmol*. 2001;119:359-369.

7. Westerfeld C, Mukai S. Stargardt's disease and the ABCR gene. *Semin Ophthalmol.* 2008;23(1):59-65.

8. Fishman GA. Inherited macular dystrophies: a clinical overview. *Aust N Z J Ophthalmol.* 1990;18(2):123-128.

9. Krill AE, Morse PA, Potts AM, Klien BA. Hereditary vitelliruptive macular degeneration. *Am J Ophthalmol.* 1966;61(6):1405-1415.

10. Kobrin JL, Apple DJ, Hart WB. Vitelliform dystrophy. *Int Ophthalmol Clin.* 1981;21(3):167-184.

11. Hsieh RC, Fine BS, Lyons JS. Patterned dystrophies of the retinal pigment epithelium. *Arch Ophthalmol.* 1977;95(3):429-435.

12. Deutman AF, van Blommestein JD, Henkes HE, et al. Butterfly-shaped pigment dystrophy of the fovea. *Arch Ophthalmol.* 1970;83:558-569.

13. Gass JD. A clinicopathologic study of a peculiar foveomacular dystrophy. *Trans Am Ophthalmol Soc.* 1974;72:139-156.

14. Kingham JD, Fenzl RE, Willerson D, Aaberg TM. Reticular dystrophy of the retinal pigment epithelium: a clinical and electrophysiologic study of three generations. *Arch Ophthalmol.* 1978;96(7):1177-1184.

15. Fishman GA, Trimble S, Rabb MF, Fishman M. Pseudovitelliform macular degeneration. *Arch Ophthalmol.* 1977;95(1):73-76.

16. Francis PJ, Schultz DW, Gregory AM, et al. Genetic and phenotypic heterogeneity in pattern dystrophy. *Br J Ophthalmol.* 2005;89:1115-1119.

17. Abdelsalam A, Del Priore L, Zarbin MA. Drusen in age-related macular degeneration: pathogenesis, natural course, and laser photocoagulation-induced regression. *Surv Ophthalmol.* 1999;44(1):1-29.

18. Piguet B, Haimovici R, Bird AC. Dominantly inherited drusen represent more than one disorder: a historical review. *Eye (Lond).* 1995;9:34-41.

19. Deutman AF, Jansen LM. Dominantly inherited drusen of Bruch's membrane. *Br J Ophthalmol.* 1970;54:373-382.

20. Heon E, Piguet B, Munier F, et al. Linkage of autosomal dominant radial drusen (malattia leventinese) to chromosome 2p16-21. *Arch Ophthalmol.* 1996;114(2):193-198.

21. Han DP, Sievers S. Extensive drusen in type I membranoproliferative glomerulonephritis. *Arch Ophthalmol.* 2009;127(4):577-579.

22. Hassenstein A, Gisbert R. Choroidal neovascularization in type II membranoproliferative glomerulonephritis, photodynamic therapy as a treatment option: a case report. *Klin Montasbl Augenheilkd.* 2003;220(7):492-495.

23. Yannuzzi LA, Bardal AM, Freund KB, Chen KJ, Eandi CM, Blodi B. Idiopathic macular telangiectasias. *Arch Ophthalmol.* 2006;124:450-460.

24. Welch RB. Bietti's tapetoretinal degeneration with marginal corneal dystrophy crystalline retinopathy. *Trans Am Ophthalmol Soc.* 1977;75:164-179.

25. Nadim F, Walid H, Adib J. The differential diagnosis of crystals in the retina. *Int Ophthalmol.* 2002;24:113-121.

26. Farrel J, Shoemaker JD, Otti T, et al. Primary hyperoxaluria in an adult with renal failure, livedo reticularis, retinopathy and peripheral neuropathy. *Am J Kidney Dis.* 1997;29:947-952.

27. Bhaduri G. Gyrate atrophy of the choroid and retina. *J Indian Med Assoc.* 2002;100(3):196-197.

28. Town M, Jean G, Cherqui S, et al. A novel gene encoding an integral membrane protein is mutated in nephropathic cystinosis. *Nat Genet.* 1998;18(4):319-324.

29. Marmor F. Long-term follow-up of the physiologic abnormalities and fundus changes in fundus albipunctatus. *Ophthalmology.* 1990;97(3):380-384.

30. Kandori F. Very rare cases of congenital non-progressive nightblindness with fleck retina. *Jpn J Ophthalmol.* 1959;13:394.

31. Kurz-Levin MM, Halfyard AS, Bunce C, Bird AC, Holder GE. Clinical variations in assessment of bull's-eye maculopathy. *Arch Ophthalmol.* 2002;120(5):567-575.

32. Miller DG, Singerman LJ. Natural history of choroidal neovascularization in high myopia. *Curr Opin Ophthalmol.* 2001;12(3):222-224.

33. Hayashi K, Ohno-Matsui K, Shimada N, et al. Long-term pattern of progression of myopic maculopathy: a natural history study. *Ophthalmology.* 2010;117(8):1595-1611.

34. Khurana RN, Sun X, Pearson E, et al. A reappraisal of the clinical spectrum of North Carolina macular dystrophy. *Ophthalmology.* 2009;116(10):1976-1983.

35. Yannuzzi LA, Negrao S, Iida T, et al. Retinal angiomatous proliferation in age-related macular degeneration. *Retina.* 2001;21:416-434.

36. Freund KB, Ho IV, Barbazetto IA, et al. Type 3 neovascularization: the expanded spectrum of retinal angiomatous proliferation. *Retina.* 2008;28:201-211.

37. Lim TH, Laude A, Tan CS. Polypoidal choroidal vasculopathy: an angiographic discussion. *Eye (Lond).* 2010;24:483-490.

38. Nicholson B, Noble J, Forooghian F, Meyerle C. Central serous chorioretinopathy: update on pathophysiology and treatment. *Surv Ophthalmol.* 2013;58(2):103-126.

39. Weber BH, Vogt G, Pruett RC, Stohr H, Felbor U. Mutations in the tissue inhibitor of metalloproteinases-3 (TIMP3) in patients with Sorsby's fundus dystrophy. *Nat Genet.* 1994;8:352-356.

40. Neri P, Lettieri M, Fortuna C, Manoni M, Giovannini A. Inflammatory choroidal neovascularization. *Middle East Afr J Ophthalmol.* 2009;16(4):245-251.

41. Cohen SY, Laroche A, Leguen Y, Soubrane G, Coscas GJ. Etiology of choroidal neovascularization in young patients. *Ophthalmology.* 1996;103(8):1241-1244.

42. Spaide RF. Choroidal neovascularization in younger patients. *Curr Opin Ophthalmol.* 1999;10(3):177-181.

43. McCabe CM, Flynn HW Jr, McLean WC, et al. Nonsurgical management of macular hemorrhage secondary to retinal artery macroaneurysms. *Arch Ophthalmol.* 2000;118:780-786.

44. Lavezzo MM, Zacharias LC, Takahashi WY. Sub-internal limiting membrane hemorrhage in Valsalva retinopathy: case report. *Arq Bras Oftalmol.* 2012;75(6):436-438.

第 6 章 玻璃体腔注射抗血管内皮生长因子疗法

Mariana R. Thorell, MD, Philip J. Rosenfeld, MD, PhD

血管内皮生长因子 A(VEGF-A)是主要的血管生成和渗漏因子,它涉及包括新生血管性(湿性)年龄相关性黄斑变性等许多视网膜血管性疾病的发病过程[1]。在人类中,已经发现 4 种 VEGF-A 的同源异构体(VEGF$_{121}$、VEGF$_{165}$、VEGF$_{189}$ 和 VEGF$_{206}$),以及至少 5 种小亚型(VEGF$_{145}$、VEGF$_{148}$、VEGF$_{162}$、VEGF$_{165b}$ 和 VEGF$_{183}$)[2,3]。这些同源异构体是根据组成分泌蛋白的氨基酸的不同数量进行命名的[4],最普遍的表达形式是 VEGF$_{165}$[5]。眼的病理性新生血管化与 VEGF-A 的表达之间的关系已经很清楚了,这也意味着可以通过局部抑制 VEGF-A 来治疗眼部新生血管性疾病[4,6-8]。

VEGF 抑制剂治疗方法的引入对于湿性 AMD 的治疗具有革命性的意义,它显著地提高了患者的视力。玻璃体腔注射抗 VEGF 药物的目的是消除黄斑区液体和(或)血液的渗漏,防止或者减慢脉络膜新生血管的生长。医师可以根据 OCT 图像上黄斑区是否有液体来决定治疗或者不治疗,这个问题我们已经在第 5 章讨论过了。已经用于临床治疗湿性 AMD 的抗 VEGF 药物有 4 种:哌加他尼钠(商品名 Macugen;OSI/Eyetech 制药公司生产)、贝伐单抗(商品名 Avastin;Genentech 公司生产)、雷珠单抗(商品名 Lucentis;Genentech 公司生产)、阿柏西普(商品名 Eylea;Regeneron 公司生产)。

尽管贝伐单抗成功治疗湿性 AMD 在随机临床研究结果出来之前就已经被广泛地应用于临床了(见下文),但是关于是否把抗 VEGF 治疗作为第一线治疗方法的随机临床研究还是非常必要的。哌加他尼钠在治疗湿性 AMD 方面目前已经过时了[9-13]。现在,贝伐单抗、雷珠单抗以及阿柏西普是临床上普遍应用的玻璃体腔注射治疗湿性 AMD 的 3 种药物,与其他治疗方法相比,它们在视网膜的解剖以及功能恢复方面都有显著改善[14-16]。

哌加他尼钠

哌加他尼钠是一种 RNA 配体,与人类 VEGF$_{165}$ 具有高度的亲和力,可与之特异性结合。依据两项 2 年的 II/III 期、多中心随机双盲假注射对照研究,即眼部新生血管化 VEGF 抑制研究(VISION),哌加他尼钠成为美国食品药品管理局于 2004 年批准的第一个用于治疗湿性 AMD 的药物。在这些临床试验中,湿性 AMD 患者被随机分配到接受玻璃体腔注射哌加他尼钠组(浓度为 0.3mg、1.0mg 或者 3.0 mg)或者假注射组,每 6 周注射 1 次,共 48 周。以典型性病变为主的患者可以在试验开始或者在研究过程中由研究者谨慎决定接受光动力学疗法。第 54 周时,哌加他尼钠组被重新随机(比例为 1:1)分为继续治疗组或者中断治疗组再观察 48 周。假注射组也被重新随机(比例为 1:1:1:1:1)分为继续假注射组、中断假注射组或者接受哌加他尼钠 3 种不同剂量治疗组[17-20]。一年的结果显示,尽管所有组的视力都有丢失,但是与假注射组相比,3 种不同剂量的哌加他尼钠在防止视力丧失方面都是有效的[6,21]。两年的研究结果表明,与最初用 0.3mg 哌加他尼钠治疗但是 1 年后中断治疗组相比,持续 0.3mg 哌加他尼钠治疗两年组的患者视力丢失比例更低[17,19]。

哌加他尼钠于 2004 年 12 月被批准后, 于 2005 年 1 月开始商业化应用。然而,在 2005 年,它的临床应用迅速被贝伐单抗所取代。现在哌加他尼钠仅具有历史性的意义,就如同在此章讨论其他抗 VEGF 药物时,用来显示与之相比其他药物远远有效于它。

贝伐单抗

贝伐单抗是一种可以结合所有有生物活性的 VEGF-A 的全长单克隆抗体[16,22]。此药于 2004 年被 FDA 批准用于静脉注射治疗转移性结肠癌[22-24]。作为治疗湿性 AMD 的方法, 在一项名为全身应用贝伐单抗治疗新生血管性 AMD 的前瞻性试验研究中, 静脉注射贝伐单抗首次应用即取得了显著的疗效[25]。然而,由于高浓度全身应用贝伐单抗可以增加血栓事件发生的风险,静脉注射并不是一个理想的给药途径。

几乎在同时,该临床研究的作者为一个湿性 AMD 患者做了第一例玻璃体腔注射贝伐单抗的治疗, 结果发现在 OCT 检查结果以及视力方面都有显著改善,与静脉注射的结果相似[26]。不久以后,又有几项研究报道,用玻璃体腔注射 1.25~2.5mg 贝伐单抗治疗湿性 AMD,患者在平均视力以及减少 OCT 中心视网膜厚度方面都有显著的改善[27-40]。超标使用低浓度贝伐单抗玻璃体腔注射治疗湿性 AMD 开始在世界范围内广泛应用。很明显,几项研究都显示了 AMD 对药物治疗的良好反应,但是直到 2012 年,关于使用贝伐单抗治疗湿性 AMD 的大型随机临床试验即对年龄相关性黄斑变性治疗试验的比较(CATT)研究结果的发布才证明了这一点。

最近,人们开始关心玻璃体腔注射贝伐单抗的潜在感染风险问题。由于贝伐单抗仅被制成非眼部应用的 4mL 和 16mL 的瓶装制剂,在进行玻璃体腔注射治疗湿性 AMD 超标使用时,必须分装成适合玻璃体腔注射的剂量。不规范的分装技术在全世界范围内导致了几个眼内炎事件的暴发。因此,每个开处方做贝伐单抗玻璃体腔注射的医生必须要注意确保分装药品的药房能够使用恰当的无菌技术。在美国,大部分专家达成一致意见,认为分装药房必须遵循美国药典第 797 章中所陈述的、已经被普遍接受的无菌准备的国家标准和指导方针[41]。

雷珠单抗

雷珠单抗是重组人单克隆抗体的抗原结合片段,它可以结合以及抑制所有已知的 VEGF-A 的活性亚型[42,43]。贝伐单抗和雷珠单抗都来源于同一种小鼠的抗 VEGF 单克隆抗体,都可以结合在 VEGF 上的同一个抗原决定簇。根据两项重要的 III 期临床试验,即抗 VEGF 抗体雷珠单抗治疗轻微经典型/隐匿型新生血管性 AMD 的试验(MARINA)以及抗 VEGF 抗体雷珠单抗治疗主要经典型 AMD 脉络膜新生血管的试验(ANCHOR),雷珠单抗于 2006 年 6 月获得 FDA 批准。在这些重要的研究中,2 年内每月注射 1 次雷珠单抗,结果表明用药后可以防止大部分患者视力丢失,而且也是在湿性 AMD 治疗中,第一次显示平均视力有改善的试验(在 MARINA 中,与假注射相比较,在 ANCHOR 中,与光动力学疗法相比较)(图 6-1)[9,10,44-46]。

随后的研究评估了用不同浓度雷珠单抗以减少治疗频率和总体治疗次数的给药方案的安全性和有效性。这些给药方案包括必要时注射(PRN)、1/4 浓度以及治疗-延长治疗周期等不同的治疗策略[13,42,47-57]。PrONTO 研究首次提出把 OCT 检查作为 PRN 治疗的依据[55]。这项为期 2 年的小型试验显示，必要时给药的玻璃体腔注射雷珠单抗与每月 1 次注射的Ⅲ期临床研究结果相比，患者视力结果基本相当，但是在这 2 年期间注射次数更少。

HARBOR 研究则是一项更大型的研究（1097 例中心凹下湿性 AMD 患者），它用来评估不同的给药方案的有效性和安全性，即每月 1 次 0.5mg 和

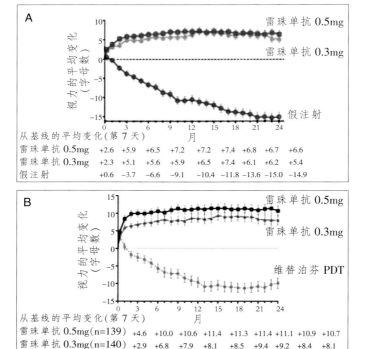

图 6-1　(A)MARINA 研究中，从基线水平的平均视力变化以及 12 及 24 个月的 Snellen 视力。(Reprinted with permission from Rosenfeld PJ，Brown DM，Heier JS，et al. Ranibizumab for neovascular age-related macular degeneration. *N Engl J Med*. 2006；355[14]:1419–1431.)。(B)ANCHOR 研究中，从基线水平到 12 及 24 个月的平均视力变化。(Reprinted with permission from Brown DM，Michels M，Kaiser PK，et al. Ranibizumab versus verteporfin photodynamic therapy for neovascular age-related macular degeneration: two-year results of the ANCHOR study. *Ophthalmology*. 2009；116[1]:57–65.e5.)

2.0mg 雷珠单抗玻璃体腔注射,或者连续注射 3 次后(分别每月进行 1 次)进行 PRN。尽管在 12 个月时 PRN 治疗组没有达到设定的非劣效检验的 4.5 个视力标型的终点标准,但是在试验中的所有治疗组视力改善均相似,在 ETDRS 视力表上,最佳矫正视力分别提高 10.1 个视力标型(0.5 mg,每月 1 次)、8.2 个视力标型(0.5mg,必要时)、9.2 个视力标型(2.0mg,每月 1 次)以及 8.6 个视力标型(2.0mg,必要时)。达到最佳矫正视力的平均注射次数分别为 11.3(0.5mg,每月 1 次)、7.7(0.5mg,必要时)、11.2(2.0mg,每月 1 次)以及 6.9(2.0mg,必要时)次[58]。最近发表的 2 年 HARBOR 试验的结果显示,所有 4 组方法对治疗后的视力提高都有维持作用,这也意味着玻璃体腔注射雷珠单抗的个性化,必要时治疗方法治疗湿性 AMD 是安全的[56]。

雷珠单抗与贝伐单抗相比较

两项大规模的随机临床试验对贝伐单抗和雷珠单抗,以及每月注射与 PRN 治疗湿性 AMD 进行了比较[12,13,47,48]。年龄相关性黄斑变性治疗试验的比较(CATT 试验)是一项前瞻性、多中心临床试验,由美国国家卫生研究院眼科研究所赞助。试验根据治疗药物(贝伐单抗或者雷珠单抗)以及给药方案(每月 1 次或者必要时)将患者随机分配到 4 组。在 1 年时,两个每月治疗组再被重新随机分配为每月治疗以及必要时治疗组 (这些患者被称为更换治疗方案组)。在用同样的给药浓度时,贝伐单抗以及雷珠单抗对视力改善效果相似(2 年后发现贝伐单抗不比雷珠单抗差)。然而,在 2 年之后,必要时治疗组却没有每月 1 次效果好(与每月 1 次注射相比,PRN 没有到达非劣性检验的终点指标)(图 6-2A)。2 年时,从基线水平的平均视力改善在雷珠单抗每月 1 次治疗组为 8.8 个字母,雷珠单抗必要时组为 6.7 个字母,贝伐单抗必要时组为 5.0 个字母(药物 $P=0.21$;给药方案 $P=0.046$)。大部分患者的这些视力改变发生在研究的第 1 年[12]。

抑制年龄相关性脉络膜新生血管的 VEGF 试验(IVAN 试验)是一项前瞻性、多中心、非劣性临床试验,它用来比较雷珠单抗和贝伐单抗治疗那些未曾经过治疗的湿性 AMD 患者的效果,由英国国家卫生服务中心赞助。患者被随机分配到玻璃体腔注射 1.25mg 贝伐单抗或者 0.5mg 雷珠单抗每月治疗组或者必要时治疗组,每个月随访 1 次。2 年结果显示这两种药物的效果相似,与 CATT 的数据一起分析,这两种药物之间没有显著性差异。而且,将 IVAN 和 CATT 的数据结合起来分析,尽管与每月 1 次的治疗方案相比,必要时方案的效果在统计学上略差(少了 2.23 个 ETDRS 视力标型),但这两种不同的给药方案也还是有相似的效果(图 6-2B)[13]。

有两项欧洲前瞻性、多中心、非劣性临床试验也对玻璃体腔注射贝伐单抗或者雷珠单抗治疗湿性 AMD 的安全性和有效性进行了比较。法国的 38 个中心进行了 GEFAL 试验[59],澳大利亚的 10 个中心做了 MANTA 试验[60,61]。在这两项试验中,患者被随机分配到两种药物中的一种,每个月注射 1 次,连续 3 个月, 此后 9 个月每月复诊 1 次, 必要时再注射药物。GEFAL 和 MANTA 的研究结果与其他研究一致,显示贝伐单抗不比雷珠单抗差。

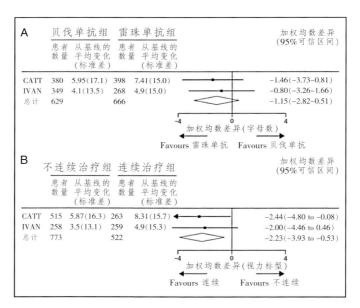

图 6-2   2 年时 CATT 及 IVAN 试验的最佳矫正视力改变。(A)药物引起的改变。(B)给药方案引起的改变。柱形图代表 95%可信区间。(Reprinted with permission from Chakravarthy U, Harding SP, Rogers CA, et al. Alternative treatments to inhibit VEGF in age-related choroidal neovascularisation: 2-year findings of the IVAN randomised controlled trial. *Lancet.* 2013;382[9900]:1258–1267.)

值得注意的是,对 IVAN 和 CATT 进行联合 Meta 分析显示,贝伐单抗及雷珠单抗在非血栓性全身副作用的事件数量上有轻微差异[12,13]。然而,在血栓性事件发生的频率以及整体死亡率方面,二者却是相同的。在 CATT 试验中,贝伐单抗组相对较高的非血栓性全身副作用主要与胃肠道功能失调有关,但是在以前做的用更高浓度的药物治疗癌症的研究中发现,这个并发症并不是这种药物的典型副作用,因此很难从这个发现中得出确切的结论。同样值得注意的是,对这两项试验的联合 Meta 分析发现,患者死亡率在非连续治疗组稍微高于连续治疗组。这个结果很难解释,因为这个问题并非一个直观的问题(就是说低浓度反而死亡率更高)。

阿柏西普

阿柏西普是一种可溶性诱捕受体融合蛋白, 它包含了融合在人类免疫球蛋白 G1 的 Fc 片段上的人类 VEGF 受体 1 和 2 的细胞外区域[62]。阿柏西普可以结合所有的 VEGF-A、VEGF-B 和胎盘生长因子(PlGF)的亚型。药物动力学研究发现,与其他可以用在临床的药物相比,这个分子在体内有更长的作用时间[11,15,63-72]。美国 FDA 2011 年批准用玻璃体腔注射阿柏西普来治疗湿性AMD[73]。

关于湿性 AMD 的两项 Ⅲ 期临床研究[VEGF Trap-眼:在湿性 AMD 治疗中的有效性和安全性研究(VIEW 1 和 VIEW 2)]对每月 1 次以及每两个月1 次玻璃体腔注射阿柏西普和每月注射 1 次雷珠单抗进行了比较[11]。在这些双盲、多中心、非劣性试验中,患者被随机分配到 4 组:玻璃体腔注射阿柏西普 0.5mg,每月 1 次;2mg,每月 1 次;经过 3 次 2mg,每月 1 次注射后改为2mg,每两个月 1 次,或者雷珠单抗 0.5mg,每月 1 次。这些研究的结果显示,在 52 周时,所有的阿柏西普组在保持视力方面都与每月注射 1 次雷珠单抗的临床效果相当(不比雷珠单抗差)。他们得出结论,认为阿柏西普是 AMD的一个有效治疗方法, 每两个月 1 次的给药方案可以减少每月 1 次玻璃体腔注射的潜在风险(图 6-3)[11]。

在研究的第 2 年,所有患者都维持使用原来的药物,并且改用"加帽"PRN 方案对所有患者进行治疗(即 PRN 给药,并且每 3 个月给 1 次最小剂量药物),这个方案是对患者每月随访 1 次,如果 OCT 显示黄斑区有液体,则增加注射一针。研究的第 2 年,视力的改善程度有所下降。对于整体治疗组,在 52 周时平均最佳矫正视力的提高为 8.3~9.3 个视力标型,96 周时为 6.6~7.9 个视力标型。数据显示, 所有阿柏西普治疗组以及雷珠单抗治疗组在 2 年内视力都有所提高[74]。

玻璃体腔注射步骤

在玻璃体腔注射抗 VEGF 药物时, 减少不适感和眼内炎的风险都很重要。在操作中必须采用无菌技术,但是不需要在手术室操作,在一个没有层流的正常诊室即可以方便顺利地完成操作。尽管每个人采用怎么样的注射方法相当不同,但是普遍认为在注射的不同阶段有一些操作步骤是必要的[75]。

患者知情同意书

在注射之前取得患者的授权和同意是一个重要的步骤, 必须有书面记载。注射后有几个小的眼部副作用相对常见,包括异物感、结膜下出血、浅表性点状角膜病变及玻璃体漂浮物[76,77]。一些严重的并发症尽管很少见,却可以发生[76,78],比如感染性眼内炎、暂时性非感染性葡萄膜炎、高眼压、视网膜裂孔、孔源性视网膜脱离及外伤性或者继发性非外伤性白内障。虽然玻璃体腔注射的严重眼部并发症不常见,却可以导致视力丧失及失明。因此,应该适当给予患者咨询,并且应该签署知情同意书。如果用贝伐单抗进行眼部注射,应该记得这个药物是超说明书使用的,就这个问题应该跟患者讨论并且在知情同意书中记载。

抗血管内皮生长因子治疗的全身风险

即使玻璃体腔注射抗 VEGF 药物有全身风险,这种风险也很小。众所周知,静脉注射贝伐单抗或者阿柏西普阻断全身 VEGF 可以增高血压,有发生血栓性事件的风险, 但是玻璃体腔注射后抗 VEGF 药物进入血液循环的量却很少(全身的抗 VEGF 药物水平,尽管非常少,但是贝伐单抗却是浓度最高, 持续时间最长的, 雷珠单抗是浓度最低, 持续时间最短的)。CATT 和 IVAN 试验显示,没有迹象表明玻璃体腔注射抗 VEGF 药物增加了血栓性事件的发生率, 血栓性事件的发生率在雷珠单抗和贝伐单抗治疗中也是相当

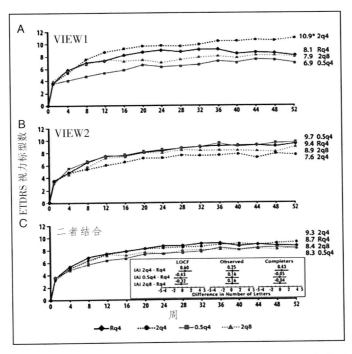

图 6-3　两项 VIEW 研究中从基线到 52 周患者最佳矫正视力的平均变化(A,B)及二者的综合分析(C)。线性图中的数字指的是 52 周时,平均的自基线视力标型数量的变化。只有 VIEW1 研究中的玻璃体腔注射阿柏西普的 2q4 组与雷珠单抗组有显著性差异(以 *P=0.005 代表显著性差异)。嵌入窗(综合分析)显示了每个玻璃体腔注射阿柏西普组以及雷珠单抗组在 52 周时视力的差别(用 95%可信区间的最小均方值),它使用了 3 种不同的分析:末次观测值结转法(LOCF),观察病例数据以及评估完成者。Rq4=每月 1 次 0.5mg 雷珠单抗;0.5q4 = 每月 1 次 0.5 mg 阿柏西普;2q4 = 每月 1 次 2 mg 阿柏西普;2q8 =最初 3 次每月 1 次 2 mg 阿柏西普后再每两个月注射 1 次。ETDRS,糖尿病性视网膜病变早期治疗研究小组;IAI, 玻璃体腔注射阿柏西普。(Reprinted with permission from Heier JS, Brown DM, Chong V, et al. Intravitreal aflibercept [VEGF trap-eye] in wet age-related macular degeneration. *Ophthalmology*. 2012;119[12]:2537-2548.)

的[12,13]。然而,在接受抗 VEGF 药物的患者中,血栓性事件的发生率理论上会轻微增加。在那些容易发生这些事件的高风险患者中,值得考虑转用雷珠单抗治疗或者在近期有血栓性事件的情况下延期治疗。

个人防护装备

尽管没有证据表明在注射时戴手套会减少感染,但是医生在注射过程中普遍戴手套。美国的一项针对玻璃体腔注射的视网膜专家进行的调查表明 58%的专家在注射时戴手套[79]。总体上,58%使用无菌手套,42%使用非菌的新手套。

戴口罩不是一个例行步骤[80,81]。但是,2011 年 Wen 等[82]发表了一项研究,在这项研究中,将培养皿琼脂平板放在患者眼睛位置以模拟患者的眼睛。结果显示,与不戴口罩面对面跟患者说话相比,戴口罩和患者谈话、转过头跟患者谈话或者在注射过程中不说话,显著减少了细菌生长率。当作者跟患者面对面时,培养皿中生长的 67%~83% 的菌落是口腔中的链球菌种,但当转头跟患者谈话时,却只有 20%的菌落[82]。这并不能证明戴口罩可以直接降低眼内炎的发生率,使用口罩不应该被视为一个标准流程。然而,却推荐医生在操作过程中保持避免张口讲话[80,83]。在美国对视网膜专家的一项调查中,大多数(59.4%)的参与者表明,他们在玻璃体腔注射的过程中避免谈话并要求患者不要说话[84]。

预防性使用抗生素点眼

没有证据表明使用抗生素点眼可以减少眼内炎的风险。而且,研究表明眼内注射重复使用抗生素可以增加耐药的风险[85,86]。

在由两个糖尿病性视网膜病变临床研究(DRCR)的联网试验中,给出了对 3226 例注射雷珠单抗的患者的评估, 在这些患者中观察到 3 例(0.09%)眼内炎,这些患者不是在注射之前,而是在注射之后使用了几天的局部抗生素点眼[87]。鉴于已有报道的低眼内炎发生率,作者建议局部使用碘附、无菌开睑器及表面麻醉等方案,而不需使用抗生素点眼、无菌手套或无菌手术衣。

在一项对 4 个 DRCR 联网试验的评估中, 在接受玻璃体腔注射的患者中(雷珠单抗或者曲安奈德)发现了 7 例眼内炎[88]。在 4694 次注射中,6 例(0.13%)发生于局部预防性使用了抗生素的情况下,而 1 例(0.03%)发生于

3333 次注射中,这个患者没有局部使用抗生素。这些数据证实,玻璃体腔注射时,即使不预防使用抗生素,眼内炎的发生率也低。

碘附的使用

最常用的减少眼部菌落的药物是碘附,它安全而且价格低廉[79,89]。碘附是一种杀菌剂,它被推荐局部应用以减少眼内炎的风险[90]。碘附可以杀灭广谱微生物,而且碘附过敏非常罕见。浓度为 0.005% ~10% 的碘附都有杀菌作用,浓度为 0.1%~10% 的碘附,其杀菌时间短至 15~120 秒[91]。碘附用于眼部和眼周的副作用包括眼部刺激症状以及接触性皮炎[90,92]。

开睑器

2004 年出版的《玻璃体腔注射指导规范》鼓励使用开睑器,以避免在操作过程中睫毛或者睑缘污染针头[93]。要避免过多地处理睑缘,以避免由于挤压导致细菌从睑板腺被挤压出来,从而减少眼表污染的风险[89]。

麻醉

没有证据表明何种麻醉方法是玻璃体腔注射最好的麻醉方法, 目前也没有达成一致性意见。视网膜医师目前使用 4 种麻醉方法,它们的使用率相似:表面麻醉眼水点眼、黏滞性表面麻醉眼水点眼、用纱布或者棉签尾部浸润的表面麻醉以及结膜下注射麻醉药[94]。

Yau 等[95] 在 93 例接受玻璃体腔注射雷珠单抗治疗湿性 AMD 的患者中对 3 种表面麻醉药物进行了比较。这项研究是一个前瞻性、双盲随机研究。患者分别接受 0.5% 的盐酸丁卡因药水点眼加 4% 的利多卡因纱布浸润麻醉、单独使用 0.5% 的盐酸丁卡因药水点眼、单独使用 4% 的可卡因眼水(加 1/100 000 的肾上腺素)。注射后即刻和注射后 15 分钟由患者用直观模拟量表(VAS)对疼痛进行评价。注射医师用 Wong-Baker 面部评分法评价其觉察到的患者疼痛的级别。结果显示这 3 种麻醉方法没有区别[95]。

在麻醉准备阶段, 有一个简单微创的步骤可以降低注射后即刻发生的眼压峰值。这项操作包括用棉签压迫眼部,使面前压迫区产生一个可以看到的压迫区凹陷。在一项旨在评价眼部机械性压迫的降眼压作用的研究中发现,与非压迫组相比[平均眼压 46.8mmHg(29~76mmHg),1mmHg=0.133kpa],棉签压迫组[平均眼压 41.2mmHg(21~68mmHg)]的眼压峰值显著下降(*P*<0.001)[96]。压迫组的平均眼压变化是 25.7mmHg(7~49mmHg),非压迫组的平均眼压变化是 30.9mmHg(13~56mmHg)。

注射技巧

推荐经过睫状体平坦部进行玻璃体腔注射抗 VEGF 药物,通常在颞下或者颞上象限,角膜缘后 3.5mm(人工晶状体眼)或 4mm(有晶状体眼),针尖朝向玻璃体腔中心进针。可以用无菌卡尺帮助测量距角膜缘的距离。尽管在注射时通常把半英寸针头的一半或者 3/4 插入玻璃体腔,但是也可以把针头全部插入眼内。注射后用无菌棉签压住注射部位以防止药物反流或者玻璃体外流。

注射后程序

玻璃体腔注射抗 VEGF 药物导致暂时性眼压升高很常见,已被广为报道[97-103]。急性眼压升高与注射入玻璃体腔的容量相关[100,104,105],有引起短时中央动脉阻塞的风险[99]。前面介绍的眼部压迫方法可以降低注射后眼压升高,并减少动脉阻塞的风险。

玻璃体腔注射后可以用间接检眼镜或者检测患者数指或者能否看到手动的能力来评估和证实视神经的再灌注[93]。常规预防性进行前房穿刺来控制注射后眼压是没有必要的,但是那些注射后视神经无灌注时间延长的患者可以考虑使用这个方法。

偶尔,在重复注射抗 VEGF 的过程中,患者的眼压逐渐从基线水平升高。引起持续性眼压升高的确切机制不明,但是最可能与药物的药理特性有关[99,106],即影响房水外流[107]或者对小梁网的直接毒性作用[108]。注射次数越多,间隔时间越短,眼压越高。所以,重复注射后的即时眼压升高可能也对小梁网造成直接损害[109,110]。持续眼压升高甚至可以在那些能够很好耐受多次注射而且注射后眼压不升高的情况下发生。我们应该认识到这种情况,并且进行治疗,以避免并发症的发生[107]。在患者出现眼压升高时,建议进行青光眼检查[111]。

注射后,要对患者进行术毕指导,包括警惕注射后眼内炎的症状。向患者解释,如果注射后出现逐渐加重的眼红、眼痛或者视力下降,要与眼科医师联系或者立即返回尽快评估,这一点极其重要。

注药方案

我们已经知道,实际上对于所有的湿性 AMD 患者都需要进行规律的玻璃体腔注射抗 VEGF 药物治疗以获得最好的视力结果。迄今为止,没有治疗方案比每月 1 次注射的短期(2 年)效果更好。PIER 研究比较了每月注射 1 次雷珠单抗和每 3 个月注射 1 次雷珠单抗的结果。尽管两组在最初都对视力有改善,但随着治疗时间延长,3 个月治疗组在试验中却没有每月注射一次的效果好[42]。然而,每月注射 1 次花费多,对患者是一种负担,而且每次注射都有小的发生严重并发症的风险。因此,可以获得视力改善的更少注射频率的方案更受青睐。CATT 和 IVAN 试验发现随着时间推移,多次注射抗 VEGF 药物可以增加形成地图样萎缩的概率[12,13]。基于这些原因,每个患者的治疗方案经常是个体化的。现在主要有两种方案可以实现个体化治疗:PRN 治疗或者治疗-延长治疗周期方案。每月注射方案的另外一种替代方法可以通过阿柏西普来实现:即每月注射 1 次阿柏西普,共 3 次,然后每隔 1 个月注射 1 次。

在几项随机临床试验中比较了 PRN 治疗和每月注射 1 次这两种注药方案,结果显示,尽管随着时间延长,PRN 治疗方案的视力改善稍差于每月注射的治疗方案,但是它仍然可以维持视力的改善[12,13,56,59-61]。需要指出的是,在执行 PRN 治疗方案时,如果患者每月去门诊随访 1 次,当临床指征以及 OCT 都显示需要治疗时进行重复治疗,这部分患者可以获得最佳视力结果。在比较每两个月注射 1 次阿柏西普的固定周期治疗方案和每个月注射 1 次阿柏西普的固定治疗周期方案以及每个月雷珠单抗的随机研究中,结果显示频率较低的阿柏西普治疗方案与这两种药的每个月注射治疗方案效果相当[11]。

有趣的是,在 2013 年的美国视网膜协会专家调研中发现,最常用的治疗方案是治疗-延长治疗周期方案[84],而这个方案没有经过一个前瞻性、随机临床试验评估。然而,研究显示这个治疗方案的视力结果与每个月注射 1 次相似[112,113]。在治疗-延长治疗周期方案中,患者每个月进行 1 次玻璃体腔注射,直至在 OCT 上没有液体或在眼底检查中没有渗出或者每月注射 1 次,但是在 OCT 或者视力上没有进一步改善。这时注射周期延长 1~2 周，再重复注射，如果 OCT 或者检查没有发现渗出增加，下次复诊时间再延长 1~2 周。只要检查或者 OCT 没有发现渗出增加，治疗周期就可以以这种方式持续延长（一些研究者建议注射周期不要延长超过 3~4 个月）。然而，如果任一复诊时间检查或者在 OCT 上发现有渗出增加的迹象，则缩短注射周期 1~2 周。如果持续有渗出，注射周期再次缩短，直至在检查中或者 OCT 上没有发现渗出。然后，用维持在检查中或者 OCT 上没有渗出的必要的最少频率注射方案进行治疗。

小结

玻璃体腔注射抗 VEGF 药物显著改善了湿性 AMD 的治疗结果。玻璃体腔抗 VEGF 治疗始于哌加他尼钠，它迅速被超说明书使用的贝伐单抗所取代，然后 FDA 批准了雷珠单抗，最近阿柏西普被用于湿性 AMD 的治疗。几个评估抗 VEGF 治疗效果的临床试验已经完成，其他试验还在进行中。只要能够充分治疗，密切随访，贝伐单抗、雷珠单抗以及阿柏西普的效果相似，但这些治疗可能需要像每个月注射 1 次这样的频率注射。频繁的玻璃体腔注射治疗湿性 AMD 的患者数量逐渐增加，这就需要强调恰当的注射技巧以及随访检查的重要性，以减少眼内炎和注射后眼压升高的风险。

（刘清云 译　叶向彧 万鹏霞 审校）

参考文献

1. Ferrara N. Vascular endothelial growth factor: basic science and clinical progress. *Endocr Rev.* 2004;25(4):581-611.

2. Keyt BA, Berleau LT, Nguyen HV, et al. The carboxyl-terminal domain (111-165) of vascular endothelial growth factor is critical for its mitogenic potency. *J Biol Chem.* 1996;271(13):7788-7795.

3. Lee S, Jilani SM, Nikolova GV, Carpizo D, Iruela-Arispe ML. Processing of VEGF-A by matrix metalloproteinases regulates bioavailability and vascular patterning in tumors. *J Cell Biol.* 2005;169(4):681-691.

4. Zhao L, Grob S, Avery R, et al. Common variant in VEGFA and response to anti-VEGF therapy for neovascular age-related macular degeneration. *Curr Mol Med.* 2013;13(6):929-934.

5. Rakic JM, Lambert V, Devy L, et al. Placental growth factor, a member of the VEGF family, contributes to the development of choroidal neovascularization. *Invest Ophthalmol Vis Sci.* 2003;44(7):3186-3193.

6.　Adamis AP, Shima DT. The role of vascular endothelial growth factor in ocular health and disease. *Retina*. 2005;25(2):111-118.

7.　Huang C, Xu Y, Li X, Wang W. Vascular endothelial growth factor A polymorphisms and age-related macular degeneration: a systematic review and meta-analysis. *Mol Vis*. 2013;19:1211-1221.

8.　Cruz-Gonzalez F, Cieza-Borrella C, Cabrillo-Estevez L, Canete-Campos C, Escudero-Dominguez F, Gonzalez-Sarmiento R. VEGF A (rs699947 and rs833061) and VEGFR2 (rs2071559) gene polymorphisms are not associated with AMD susceptibility in a Spanish population. *Curr Eye Res*. 2013;38(12):1274-1277.

9.　Rosenfeld PJ, Brown DM, Heier JS, et al. Ranibizumab for neovascular age-related macular degeneration. *N Engl J Med*. 2006;355(14):1419-1431.

10.　Brown DM, Michels M, Kaiser PK, Heier JS, Sy JP, Ianchulev T. Ranibizumab versus verteporfin photodynamic therapy for neovascular age-related macular degeneration: two-year results of the ANCHOR study. *Ophthalmology*. 2009;116(1):57-65.e55.

11.　Heier JS, Brown DM, Chong V, et al. Intravitreal aflibercept (VEGF trap-eye) in wet age-related macular degeneration. *Ophthalmology*. 2012;119(12):2537-2548.

12.　Martin DF, Maguire MG, Fine SL, et al. Ranibizumab and bevacizumab for treatment of neovascular age-related macular degeneration: two-year results. *Ophthalmology*. 2012;119(7):1388-1398.

13.　Chakravarthy U, Harding SP, Rogers CA, et al. Alternative treatments to inhibit VEGF in age-related choroidal neovascularisation: 2-year findings of the IVAN randomised controlled trial. *Lancet*. 2013; 283(9900):1258-1267.

14.　Rosenfeld PJ. Bevacizumab versus ranibizumab for AMD. *N Engl J Med*. 2011;364(20):1966-1967.

15.　Stewart MW. Aflibercept (VEGF-TRAP): the next anti-VEGF drug. *Inflamm Allergy Drug Targets*. 2011;10(6):497-508.

16.　American Academy of Ophthalmology Retina Panel. *Preferred Practice Pattern Guidelines: Age-Related Macular Degeneration*. San Francisco, CA: American Academy of Ophthalmology; 2008.

17.　D'Amico DJ, Masonson HN, Patel M, et al. Pegaptanib sodium for neovascular age-related macular degeneration: two-year safety results of the two prospective, multicenter, controlled clinical trials. *Ophthalmology*. 2006;113(6):992-1001.e1006.

18.　Gragoudas ES, Adamis AP, Cunningham ET Jr, Feinsod M, Guyer DR. Pegaptanib for neovascular age-related macular degeneration. *N Engl J Med*. 2004;351(27):2805-2816.

19.　Chakravarthy U, Adamis AP, Cunningham ET Jr, et al. Year 2 efficacy results of 2 randomized controlled clinical trials of pegaptanib for neovascular age-related macular degeneration. *Ophthalmology*. 2006;113(9):1508.e1501-e1525.

20.　Doggrell SA. Pegaptanib: the first antiangiogenic agent approved for neovascular macular degeneration. *Expert Opin Pharmacother*. 2005;6(8):1421-1423.

21.　Sassa Y, Hata Y. Antiangiogenic drugs in the management of ocular diseases: focus on antivascular endothelial growth factor. *Clin Ophthalmol*. 2010;4:275-283.

22.　Yancopoulos GD. Clinical application of therapies targeting VEGF. *Cell*. 2010;143(1):13-16.

23.　Hurwitz H, Fehrenbacher L, Novotny W, et al. Bevacizumab plus irinotecan, fluorouracil, and leucovorin for metastatic colorectal cancer. *N Engl J Med*. 2004;350(23):2335-2342.

24.　Adding a humanized antibody to vascular endothelial growth factor (Bevacizumab, Avastin) to chemotherapy improves survival in metastatic colorectal cancer. *Clin Colorectal Cancer*. 2003;3(2):85-88.

25.　Michels S, Rosenfeld PJ, Puliafito CA, Marcus EN, Venkatraman AS. Systemic bevacizumab (Avastin) therapy for neovascular age-related macular degeneration twelve-week results of an uncontrolled open-label clinical study. *Ophthalmology*. 2005;112(6):1035-1047.

26. Rosenfeld PJ, Moshfeghi AA, Puliafito CA. Optical coherence tomography findings after an intravitreal injection of bevacizumab (avastin) for neovascular age-related macular degeneration. *Ophthalmic Surg Lasers Imaging.* 2005;36(4):331-335.

27. Rich RM, Rosenfeld PJ, Puliafito CA, et al. Short-term safety and efficacy of intravitreal bevacizumab (Avastin) for neovascular age-related macular degeneration. *Retina.* 2006;26(5):495-511.

28. Spaide RF, Laud K, Fine HF, et al. Intravitreal bevacizumab treatment of choroidal neovascularization secondary to age-related macular degeneration. *Retina.* 2006;26(4):383-390.

29. Avery RL, Pieramici DJ, Rabena MD, Castellarin AA, Nasir MA, Giust MJ. Intravitreal bevacizumab (Avastin) for neovascular age-related macular degeneration. *Ophthalmology.* 2006;113(3):363-372.e365.

30. Bashshur ZF, Bazarbachi A, Schakal A, Haddad ZA, El Haibi CP, Noureddin BN. Intravitreal bevacizumab for the management of choroidal neovascularization in age-related macular degeneration. *Am J Ophthalmol.* 2006;142(1):1-9.

31. Geitzenauer W, Michels S, Prager F, et al. Early effects of systemic and intravitreal bevacizumab (avastin) therapy for neovascular age-related macular degeneration [in German]. *Klin Monbl Augenheilkd.* 2006;223(10):822-827.

32. Ladewig MS, Ziemssen F, Jaissle G, et al. Intravitreal bevacizumab for neovascular age-related macular degeneration [in German]. *Ophthalmologe.* 2006;103(6):463-470.

33. Costa RA, Jorge R, Calucci D, Cardillo JA, Melo LA Jr, Scott IU. Intravitreal bevacizumab for choroidal neovascularization caused by AMD (IBeNA Study): results of a phase 1 dose-escalation study. *Invest Ophthalmol Vis Sci.* 2006;47(10):4569-4578.

34. Yoganathan P, Deramo VA, Lai JC, Tibrewala RK, Fastenberg DM. Visual improvement following intravitreal bevacizumab (Avastin) in exudative age-related macular degeneration. *Retina.* 2006;26(9):994-998.

35. Hughes MS, Sang DN. Safety and efficacy of intravitreal bevacizumab followed by pegaptanib maintenance as a treatment regimen for age-related macular degeneration. *Ophthalmic Surg Lasers Imaging.* 2006;37(6):446-454.

36. Aggio FB, Farah ME, Silva WC, Melo GB. Intravitreal bevacizumab for exudative age-related macular degeneration after multiple treatments. *Graefes Arch Clin Exp Ophthalmol.* 2007;245(2):215-220.

37. Chen CY, Wong TY, Heriot WJ. Intravitreal bevacizumab (Avastin) for neovascular age-related macular degeneration: a short-term study. *Am J Ophthalmol.* 2007;143(3):510-512.

38. Giansanti F, Virgili G, Bini A, et al. Intravitreal bevacizumab therapy for choroidal neovascularization secondary to age-related macular degeneration: 6-month results of an open-label uncontrolled clinical study. *Eur J Ophthalmol.* 2007;17(2):230-237.

39. Chen E, Kaiser RS, Vander JF. Intravitreal bevacizumab for refractory pigment epithelial detachment with occult choroidal neovascularization in age-related macular degeneration. *Retina.* 2007;27(4):445-450.

40. Tufail A, Patel PJ, Egan C, et al. Bevacizumab for neovascular age related macular degeneration (ABC Trial): multicentre randomised double masked study. *BMJ.* 2010;340:c2459.

41. Shienbaum G, Flynn HW Jr. Compounding bevacizumab for intravitreal injection: does USP <797> always apply? *Retina.* 2013;33(9):1733-1734.

42. Abraham P, Yue H, Wilson L. Randomized, double-masked, sham-controlled trial of ranibizumab for neovascular age-related macular degeneration: PIER study year 2. *Am J Ophthalmol.* 2010;150(3):315-324.e311.

43. Ferrara N, Damico L, Shams N, Lowman H, Kim R. Development of ranibizumab, an anti-vascular endothelial growth factor antigen binding fragment, as therapy for neovascular age-related macular degeneration. *Retina.* 2006;26(8):859-870.

44. Kaiser PK, Blodi BA, Shapiro H, Acharya NR. Angiographic and optical coherence tomographic results of the MARINA study of ranibizumab in neovascular age-related macular degeneration. *Ophthalmology.* 2007;114(10):1868-1875.

45. Brown DM, Kaiser PK, Michels M, et al. Ranibizumab versus verteporfin for neovascular age-related macular degeneration. *N Engl J Med.* 2006;355(14):1432-1444.

46. Kaiser PK, Brown DM, Zhang K, et al. Ranibizumab for predominantly classic neovascular age-related macular degeneration: subgroup analysis of first-year ANCHOR results. *Am J Ophthalmol.* 2007;144(6):850-857.

47. Martin DF, Maguire MG, Ying GS, Grunwald JE, Fine SL, Jaffe GJ. Ranibizumab and bevacizumab for neovascular age-related macular degeneration. *N Engl J Med.* 2011;364(20):1897-1908.

48. Chakravarthy U, Harding SP, Rogers CA, et al. Ranibizumab versus bevacizumab to treat neovascular age-related macular degeneration: one-year findings from the IVAN randomized trial. *Ophthalmology.* 2012;119(7):1399-1411.

49. Singer MA, Awh CC, Sadda S, et al. HORIZON: an open-label extension trial of ranibizumab for choroidal neovascularization secondary to age-related macular degeneration. *Ophthalmology.* 2012;119(6):1175-1183.

50. Regillo CD, Brown DM, Abraham P, et al. Randomized, double-masked, sham-controlled trial of ranibizumab for neovascular age-related macular degeneration: PIER Study year 1. *Am J Ophthalmol.* 2008;145(2):239-248.

51. Mitchell P, Korobelnik JF, Lanzetta P, et al. Ranibizumab (Lucentis) in neovascular age-related macular degeneration: evidence from clinical trials. *Br J Ophthalmol.* 2010;94(1):2-13.

52. Silva R, Axer-Siegel R, Eldem B, et al. The SECURE study: long-term safety of ranibizumab 0.5 mg in neovascular age-related macular degeneration. *Ophthalmology.* 2013;120(1):130-139.

53. Schmidt-Erfurth U, Eldem B, Guymer R, et al. Efficacy and safety of monthly versus quarterly ranibizumab treatment in neovascular age-related macular degeneration: the EXCITE study. *Ophthalmology.* 2011;118(5):831-839.

54. Holz FG, Amoaku W, Donate J, et al. Safety and efficacy of a flexible dosing regimen of ranibizumab in neovascular age-related macular degeneration: the SUSTAIN study. *Ophthalmology.* 2011;118(4):663-671.

55. Lalwani GA, Rosenfeld PJ, Fung AE, et al. A variable-dosing regimen with intravitreal ranibizumab for neovascular age-related macular degeneration: year 2 of the PrONTO Study. *Am J Ophthalmol.* 2009;148(1):43-58.e41.

56. Busbee B. HARBOR 2-year results support individualized dosing in patients with wet age-related macular degeneration. Paper presented at: American Society of Retina Specialists (ASRS) Meeting; August 2013; Toronto, Canada.

57. Boyer DS, Heier JS, Brown DM, Francom SF, Ianchulev T, Rubio RG. A phase IIIb study to evaluate the safety of ranibizumab in subjects with neovascular age-related macular degeneration. *Ophthalmology.* 2009;116(9):1731-1739.

58. Busbee BG, Ho AC, Brown DM, et al. Twelve-month efficacy and safety of 0.5 mg or 2.0 mg ranibizumab in patients with subfoveal neovascular age-related macular degeneration. *Ophthalmology.* 2013;120(5):1046-1056.

59. Kodjikian L, Souied EH, Mimoun G, et al. Ranibizumab versus bevacizumab for neovascular age-related macular degeneration: results from the GEFAL noninferiority randomized trial. *Ophthalmology.* 2013;120(11):2300-2309.

60. Krebs I, Schmetterer L, Boltz A, et al. A randomised double-masked trial comparing the visual outcome after treatment with ranibizumab or bevacizumab in patients with neovascular age-related macular degeneration. *Br J Ophthalmol.* 2013;97(3):266-271.

61. Ehlers JP. The MANTA 1-year results: the anti-VEGF debate continues. *Br J Ophthalmol.* 2013;97(3):248-250.

62. Holash J, Davis S, Papadopoulos N, et al. VEGF-Trap: a VEGF blocker with potent antitumor effects. *Proceed Natl Acad Sci U S A.* 2002;99(17):11393-11398.

63. Lanzetta P, Mitchell P, Wolf S, Veritti D. Different antivascular endothelial growth factor treatments and regimens and their outcomes in neovascular age-related macular degeneration: a literature review. *Br J Ophthalmol.* 2013;97(12):1497-507.

64. Browning DJ, Kaiser PK, Rosenfeld PJ, Stewart MW. Aflibercept for age-related macular degeneration: a game-changer or quiet addition? *Am J Ophthalmol.* 2012;154(2):222-226.

65. Stewart MW. Clinical and differential utility of VEGF inhibitors in wet age-related macular degeneration: focus on aflibercept. *Clin Ophthalmol.* 2012;6:1175-1186.

66. Stewart MW. Aflibercept (VEGF Trap-eye): the newest anti-VEGF drug. *Br J Ophthalmol.* 2012;96(9):1157-1158.

67. Stewart MW. Aflibercept (VEGF Trap-Eye) for the treatment of exudative age-related macular degeneration. *Expert Rev Clin Pharmacol.* 2013;6(2):103-113.

68. Stewart MW, Grippon S, Kirkpatrick P. Aflibercept. *Nat Rev Drug Discov.* 2012;11(4):269-270.

69. Ohr M, Kaiser PK. Aflibercept in wet age-related macular degeneration: a perspective review. *Ther Adv Chronic Dis.* 2012;3(4):153-161.

70. Semeraro F, Morescalchi F, Duse S, Parmeggiani F, Gambicorti E, Costagliola C. Aflibercept in wet AMD: specific role and optimal use. *Drug Des Devel Ther.* 2013;7:711-722.

71. Nguyen DH, Luo J, Zhang K, Zhang M. Current therapeutic approaches in neovascular age-related macular degeneration. *Disc Med.* 2013;15(85):343-348.

72. Xu D, Kaiser PK. Intravitreal aflibercept for neovascular age-related macular degeneration. *Immunotherapy.* 2013;5(2):121-130.

73. BLA approval. Department of Health and Human Services. http://www.accessdata.fda.gov/drugsatfda_docs/appletter/2011/125387s000ltr.pdf. Published November 18, 2011. Accessed June 17, 2014.

74. Schmidt-Erfurth U, Kaiser PK, Korobelnik JF, et al. Intravitreal aflibercept injection for neovascular age-related macular degeneration: ninety-six-week results of the VIEW studies. *Ophthalmology.* 2014;121(1):193-201.

75. Tailor R, Beasley R, Yang Y, Narendran N. Evaluation of patients' experiences at different stages of the intravitreal injection procedure: what can be improved? *Clin Ophthalmol.* 2011;5:1499-1502.

76. Jager RD, Aiello LP, Patel SC, Cunningham ET Jr. Risks of intravitreous injection: a comprehensive review. *Retina.* 2004;24(5):676-698.

77. Schwartz SG, Flynn HW, Scott IU. Endophthalmitis after intravitreal injections. *Expert Opin Pharmacother.* 2009;10(13):2119-2126.

78. Moshfeghi AA. Endophthalmitis following intravitreal anti-vascular endothelial growth factor injections for neovascular age-related macular degeneration. *Semin Ophthalmol.* 2011;26(3):139-148.

79. Green-Simms AE, Ekdawi NS, Bakri SJ. Survey of intravitreal injection techniques among retinal specialists in the United States. *Am J Ophthalmol.* 2011;151(2):329-332.

80. Schimel AM, Scott IU, Flynn HW Jr. Endophthalmitis after intravitreal injections: should the use of face masks be the standard of care? *Arch Ophthalmol.* 2011;129(12):1607-1609.

81. Shimada H, Hattori T, Mori R, Nakashizuka H, Fujita K, Yuzawa M. Minimizing the endophthalmitis rate following intravitreal injections using 0.25% povidone-iodine irrigation and surgical mask. *Graefes Arch Clin Exp Ophthalmol.* 2013;251(8):1885-1890.

82. Wen JC, McCannel CA, Mochon AB, Garner OB. Bacterial dispersal associated with speech in the

setting of intravitreous injections. *Arch Ophthalmol.* 2011;129(12):1551-1554.

83. Stewart MW. Endophthalmitis after injections of anti-vascular endothelial growth factor drugs. *Retina.* 2011;31(10):1981-1982.

84. American Society of Retina Specialists Preferences and Trends Membership Survey, 2013. http://www.asrs.org/asrs-community/pat-survey. Accessed June 17, 2014.

85. Kim SJ, Toma HS. Antimicrobial resistance and ophthalmic antibiotics: 1-year results of a longitudinal controlled study of patients undergoing intravitreal injections. *Arch Ophthalmol.* 2011;129(9):1180-1188.

86. Yin VT, Weisbrod DJ, Eng KT, et al. Antibiotic resistance of ocular surface flora with repeated use of a topical antibiotic after intravitreal injection. *JAMA Ophthalmol.* 2013;131(4):456-461.

87. Bhavsar AR, Googe JM Jr, Stockdale CR, et al. Risk of endophthalmitis after intravitreal drug injection when topical antibiotics are not required: the diabetic retinopathy clinical research network laser-ranibizumab-triamcinolone clinical trials. *Arch Ophthalmol.* 2009;127(12):1581-1583.

88. Bhavsar AR, Stockdale CR, Ferris FL III, Brucker AJ, Bressler NM, Glassman AR. Update on risk of endophthalmitis after intravitreal drug injections and potential impact of elimination of topical antibiotics. *Arch Ophthalmol.* 2012;130(6):809-810.

89. Kim SJ, Chomsky AS, Sternberg P Jr. Reducing the risk of endophthalmitis after intravitreous injection. *JAMA Ophthalmol.* 2013;131(5):674-675.

90. Speaker MG, Menikoff JA. Prophylaxis of endophthalmitis with topical povidone-iodine. *Ophthalmology.* 1991;98(12):1769-1775.

91. Wykoff CC, Flynn HW Jr, Rosenfeld PJ. Prophylaxis for endophthalmitis following intravitreal injection: antisepsis and antibiotics. *Am J Ophthalmol.* 2011;152(5):717-719.e712.

92. Wykoff CC, Flynn HW Jr, Han DP. Allergy to povidone-iodine and cephalosporins: the clinical dilemma in ophthalmic use. *Am J Ophthalmol.* 2011;151(1):4-6.

93. Aiello LP, Brucker AJ, Chang S, et al. Evolving guidelines for intravitreous injections. *Retina.* 2004;24(5 Suppl):S3-S19.

94. Prenner JL. Anesthesia for intravitreal injection. *Retina.* 2011;31(3):433-434.

95. Yau GL, Jackman CS, Hooper PL, Sheidow TG. Intravitreal injection anesthesia: comparison of different topical agents: a prospective randomized controlled trial. *Am J Ophthalmol.* 2011;151(2):333-337.e332.

96. Gregori NZ, Weiss MJ, Goldhardt R, et al. Ocular decompression with cotton swabs lowers intraocular pressure elevation after intravitreal injection [published online ahead of print April 29, 2013]. *J Glaucoma.*

97. Aref AA. Management of immediate and sustained intraocular pressure rise associated with intravitreal antivascular endothelial growth factor injection therapy. *Curr Opin Ophthalmol.* 2012;23(2):105-110.

98. Hollands H, Wong J, Bruen R, Campbell RJ, Sharma S, Gale J. Short-term intraocular pressure changes after intravitreal injection of bevacizumab. *Can J Ophthalmol.* 2007;42(6):807-811.

99. Falkenstein IA, Cheng L, Freeman WR. Changes of intraocular pressure after intravitreal injection of bevacizumab (avastin). *Retina.* 2007;27(8):1044-1047.

100. Bakri SJ, Pulido JS, McCannel CA, Hodge DO, Diehl N, Hillemeier J. Immediate intraocular pressure changes following intravitreal injections of triamcinolone, pegaptanib, and bevacizumab. *Eye (Lond).* 2009;23(1):181-185.

101. Hariprasad SM, Shah GK, Blinder KJ. Short-term intraocular pressure trends following intravitreal pegaptanib (Macugen) injection. *Am J Ophthalmol.* 2006;141(1):200-201.

102. Gismondi M, Salati C, Salvetat ML, Zeppieri M, Brusini P. Short-term effect of intravitreal injection of Ranibizumab (Lucentis) on intraocular pressure. *J Glaucoma.* 2009;18(9):658-661.

103. Kim JE, Mantravadi AV, Hur EY, Covert DJ. Short-term intraocular pressure changes immediately after intravitreal injections of anti-vascular endothelial growth factor agents. *Am J Ophthalmol.* 2008;146(6):930-934.e931.

104. Frenkel RE, Mani L, Toler AR, Frenkel MP. Intraocular pressure effects of pegaptanib (Macugen) injections in patients with and without glaucoma. *Am J Ophthalmol.* 2007;143(6):1034-1035.

105. Frenkel MP, Haji SA, Frenkel RE. Effect of prophylactic intraocular pressure-lowering medication on intraocular pressure spikes after intravitreal injections. *Arch Ophthalmol.* 2010;128(12):1523-1527.

106. Segal O, Ferencz JR, Cohen P, Nemet AY, Nesher R. Persistent elevation of intraocular pressure following intravitreal injection of bevacizumab. *Isr Med Assoc J.* 2013;15(7):352-355.

107. Tseng JJ, Vance SK, Della Torre KE, et al. Sustained increased intraocular pressure related to intravitreal antivascular endothelial growth factor therapy for neovascular age-related macular degeneration. *J Glaucoma.* 2012;21(4):241-247.

108. Martel JN, Han Y, Lin SC. Severe intraocular pressure fluctuation after intravitreal anti-vascular endothelial growth factor injection. *Ophthalmic Surg Lasers Imaging.* 2011;42 Online:e100-e102.

109. Hoang QV, Mendonca LS, Della Torre KE, Jung JJ, Tsuang AJ, Freund KB. Effect on intraocular pressure in patients receiving unilateral intravitreal anti-vascular endothelial growth factor injections. *Ophthalmology.* 2012;119(2):321-326.

110. Mathalone N, Arodi-Golan A, Sar S, et al. Sustained elevation of intraocular pressure after intravitreal injections of bevacizumab in eyes with neovascular age-related macular degeneration. *Graefes Arch Clin Exp Ophthalmol.* 2012;250(10):1435-1440.

111. Abedi G, Adelman RA, Salim S. Incidence and management of elevated intraocular pressure with antivascular endothelial growth factor agents. *Semin Ophthalmol.* 2013;28(3):126-130.

112. Shienbaum G, Gupta OP, Fecarotta C, Patel AH, Kaiser RS, Regillo CD. Bevacizumab for neovascular age-related macular degeneration using a treat-and-extend regimen: clinical and economic impact. *Am J Ophthalmol.* 2012;153(3):468-473.

113. Gupta OP, Shienbaum G, Patel AH, Fecarotta C, Kaiser RS, Regillo CD. A treat and extend regimen using ranibizumab for neovascular age-related macular degeneration clinical and economic impact. *Ophthalmology.* 2010;117(11):2134-2140.

第7章 激光光凝和光动力学疗法

Llewelyn J. Rao, MD, Lawrence J. Singerman, MD, FACS

目前,尚无治愈 AMD 的方法。脉络膜新生血管是湿性 AMD 损伤视力的重要原因,大量的药物和手术疗法的研究即是以此为理论基础进行的。在过去的 10 年里,玻璃体腔内注射抗 VEGF 药物彻底改变了眼底病专家一直沿用的治疗方案。尽管抗 VEGF 治疗已经成为治疗 AMD 的标准疗法,但激光光凝和光动力学疗法(PDT)对一些特殊病例仍然起着不可替代的作用。本章我们将主要讲述这两种针对湿性 AMD 的激光治疗。

热激光光凝治疗脉络膜新生血管(CNV)是通过靶向光凝造成 CNV 膜组织损毁破坏而进行的。其短期的缺点是治疗后治疗区域即出现一个绝对暗点。长期而言,还有 CNV 复发率高的弊端。因此,该疗法目前仅限用于中心凹外的 CNV 患者,且通常联合抗 VEGF 治疗。

PDT 则是静脉注入一种光敏药物,如维替泊芬(维速达尔,诺华制药),经激光激发光敏药物破坏靶组织。当激光激发靶组织处的光敏感分子后,治疗效果方能显现。这种激光的波长对应光敏药物的吸收峰值。与热激光光凝不同,PDT 不产生热损伤。因此,它有时被称作为冷激光。受到激发的分子通过自由基将能量转移至周边的组织,产生的细胞毒作用使细胞结构迅速被氧化。组织损伤可由血栓素、组胺和肿瘤坏死因子介导,而血管内皮损伤是由血小板聚集、血管收缩和免疫效应直接介导的。血管内形成血栓即是通过该机制形成的[1,2]。

PDT 在以下两个方面具有明显的优势。首先,在血管内更易作用于处于快速分裂期的细胞,如 CNV;其次,药效仅仅作用于受激光激发的靶区域。血管闭塞并不会立即出现,在治疗的最初 24 小时,CNV 的通透性增加,然而,1周后血管开始闭塞。PDT 治疗 3 个月后很可能需重复进行,其疗效在本章的临床研究中进行了评估。

激光光凝疗法

早期临床试验和治疗方法概述

　　激光光凝研究(MPS)是一系列重要的随机对照临床试验研究,该研究的主要目的是评估激光光凝治疗 CNV 的疗效[3-13]。在这些临床试验中,均采用 FA 检查来识别边界清楚的 CNV,最佳矫正视力(BCVA)丢失大于等于 6 行称为视力严重丢失。下面将概述 MPS 的一些重要结果。

　　黄斑氩激光光凝研究(1979—1988 年)对中心凹周围视网膜区[中心凹无血管区(FAZ),中心凹外 200~2500μm]新生血管的激光治疗进行评估[3-5]。氩激光覆盖 CNV 表面及其边界外 100~125μm 的范围。如果病变位于 FAZ 中心的 200~300μm 范围以内,激光治疗范围不需要扩大到病灶边界以外,激光斑大小为 200~500μm, 作用时间为 0.5 秒。如果治疗区域位于 FAZ 的 350μm 范围内,激光斑需减小为 100μm,激光持续时间减少至 0.1~0.2 秒。如果能保留至少 1.5 个钟点的乳头神经纤维层, 则视乳头旁的 CNV 也需要纳入激光治疗。激光治疗后出现严重视力下降的患者比例在 6 个月、3 年、5 年分别约为 25%、52%、46%。该研究中未经治疗的患者视力严重丢失率分别为 60%、68%和 64%。经激光治疗的患者 5 年的 CNV 复发率为 54%[3-5]。

　　黄斑区氪激光光凝治疗研究项目(1982—1991 年)致力于评估旁中心凹(距 FAZ 中心 1~199μm)CNV 的治疗效果,或者距 FAZ 大于 200μm,但相邻的出血灶或视网膜色素上皮病变范围却扩展至距 FAZ 中心 200μm 以内的这部分患者的治疗效果[6-8]。氪红激光作用范围可至病灶边缘以外 100μm,近黄斑中心凹侧除外。跟踪随访 3 年后,49%的经治疗组患者会出现严重的视力丢失,而未治疗组则有 58%的患者会出现这种情况。随访 5 年,发现 32%的患者为顽固性 CNV,而有 41.7%的患者出现 CNV 复发[6-8]。

　　黄斑中心凹光凝治疗研究(1986—1994 年)评估了黄斑中心凹下 CNV 的局部光凝治疗效果[9-11]。该研究的入组标准包括 CNV 面积小于 3.5MPS 视盘区,大部分病灶为经典型或隐匿型 CNV。患者被随机分入红色氪激光和绿色氩激光组。光凝区超过病灶边缘外 100μm。与观察对照组相比,随访 3

个月后,激光治疗组中出现严重视力丢失的患者比例更高(分别为 20%对 11%)。然而,从长期疗效来看,经治疗眼最终受益更多。随访 24 个月后,20% 的治疗眼视力出现严重丢失,未治疗眼中 37%患眼出现此类情况。这种差别 在随访 4 年后更加明显,22%治疗眼视力出现严重丢失 , 而未治疗眼却有 47%。治疗组的复发率为 51%,而且大部分复发的病灶位于黄斑中心凹正下 方区域[9-11]。

在抗 VEGF 治疗的时代如何使用激光光凝

随着玻璃体腔内注射抗 VEGF 治疗时代的来临, 激光光凝应用于 CNV 的治疗明显减少。长远来看, 由于抗 VEGF 疗法比自然病程丢失更少的视 力, 因此眼底病医师再也不会因激光治疗黄斑下 CNV 而造成早期视力下降 而讨论不休。

激光光凝很少作为治疗黄斑凹下或黄斑凹旁 CNV 的首选治疗, 目前常 作为中心凹周围区病变的首选治疗, 视乳头周围的病变区域也是常见的治 疗区域之一。这些病灶必须经 FA 和(或)ICGA 检查定位。如果得到恰当的治 疗, 中心凹周围区 CNV 可得到长期控制, 而不需要每月玻璃体腔注射抗 VEGF 药物(图 7-1)。因为激光治疗后的复发率高[5],所以最有效的方法是联 合使用抗 VEGF 药物,不仅可降低玻璃体腔注药次数,还可减少频繁注射可 能带来的并发症。

美国眼底病专家协会(ASRS)的“2013 最佳选择和趋势(PAT)调查”询问 与会医师如何处理如下病例:1 例边界清晰继发于 AMD 的 CNV , 大小为 1.5DD,位于旁中心凹区,视力为 20/25[12]。美国与会者的选择依次为单独注射 抗 VEGF 治疗(52.1%);如果病灶变小,则进行抗 VEGF 治疗后联合使用激光 光凝(30.4%);单独激光治疗(12.4%);激光治疗后联合使用抗 VEGF 治疗 (3.1%)。

光动力学疗法

前期临床试验小结

两项多中心、随机对照和双盲临床试验对维替泊芬 PDT 的疗效进行评

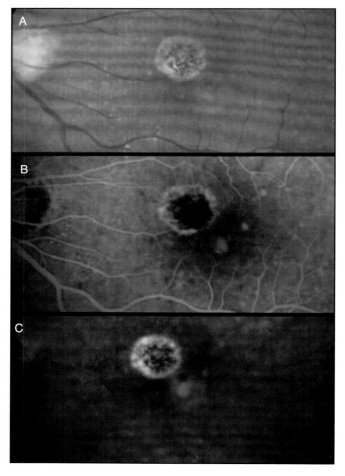

图 7-1 (A)眼底彩照。(B)FA 28 秒时。(C)FA 6 分 20 秒时,1 年前因 CNV 行激光治疗后黄斑中心凹瘢痕。黄斑中心凹下暂时又出现新的 CNV 病灶。激光光凝前后视力一直稳定在 20/20。

价,即 TAP 研究[13-15]和 VIP 研究[16]。两项研究都排除了前期黄斑下光凝和病灶范围大于 5400μm 的患眼。

TAP 研究细查了 AMD 继发的黄斑下 CNV,这种 CNV 占比超过 50%,入选的 CNV 必须具备典型 CNV 特征[13-15]。FA 检查病灶持续渗漏或复发的患眼,两年内每 3 个月行 PDT 治疗 1 次。随访 12 个月,61.2%患眼经维替泊芬治疗后,视力标型丢失少于 15 个字母,而安慰剂组仅为 46.4%(*P*<0.001)。与安慰剂组相比,患眼经维替泊芬治疗后,更多的提升了一行或一行以上视力(7%对 16%)。从随访 12 个月后的 BCVA 改变来看,维替泊芬组比安慰剂组平均提高了 1.3 行,显示出其优越性。

当患眼病灶 100%为经典型 CNV 时,在维替泊芬治疗的患眼中,23%患眼丢失 3 行或更多的视力,而安慰剂组却有 73%出现这种情况(*P*<0.001)。当病灶明显为经典型 CNV(经典病灶面积占病灶 50%或更多)时,在维替泊芬治疗的患眼中,随访 12 个月后,33%患眼丢失 3 行或更多的视力,而安慰剂组却有 61%出现这种情况。当患眼病灶为不明显的经典型 CNV(经典型 CNV 少于总病灶的 50%)时,维替泊芬在两组之间的疗效无区别。

TAP 两年的研究结果表明,53%的治疗眼丢失视力少于 3 行,而安慰剂组仅为 38%。对于基线水平为主要经典型 CNV 病例,59%的经治疗眼丢失视力少于 3 行,而安慰剂组仅为 31%。对于基线水平为轻微经典型 CNV 病例,治疗组(47.5%)和安慰剂组(44.2%)之间的疗效无统计学意义上的差别。PDT 治疗后,第一年视力丢失平均为 3.5 行,第 2 年平均为 2.3 行[13,14]。当 TAP 继续 3 年的公开标签(不设盲)研究时,并没有发现因多次 PDT 治疗而出现额外的意外风险[15]。

VIP 研究纳入的病例为继发于病理性近视的 CNV 和继发于 AMD 的隐匿性黄斑下 CNV[16]。纳入标准为 12 周的窗口期内,伴随视网膜下出血、视力丢失和 CNV 面积增大的进展期。对于经典型 CNV 的患者,如果其 EDTRS 视力大于 70 个视力标型(相当于 Snellen 20/40),也被纳入研究中。

1 年后,维替泊芬组和安慰剂组的视力丢失均少于 15 个视力标型的差别无统计学意义。两年后,维替泊芬组 46%患者视力丢失少于 15 个视力标型,而安慰剂组仅 33%。当隐匿型 CNV 病灶直径小于 4 MPS 视盘直径或视力小于等于 20/50 时,维替泊芬的疗效更佳。PDT 治疗后,第一年视力丢失平均为 3.1 行,第二年平均为 1.9 行[16]。

治疗方法和副作用

维替泊芬是当前唯一被美国 FDA 批准的应用于眼部 PDT 疗法的光敏

感药品。维替泊芬是一种粉末,需溶于 7mL 无菌水中成为 7.5mL 含有 2mg/mL 维替泊芬的注射液。溶解后的维替泊芬总量由药品说明书提供的一份换算表计算出来,从而达到设定的 6mg/m² 每体表面积的量。从药瓶抽取药品后,再用 5% 葡萄糖溶解成总量为 30mL 的溶解液,然后以每分钟 3mL 的速度于 10 分钟内从静脉推入体内[17]。

病灶的最大线性维数(GLD)是由 FA 和眼底彩照计算出来的。治疗的光斑大小需要比病灶的 GLD 大 1000μm, 临床研究中最大的光斑大小是 6400μm,视盘和治疗光斑之间最少应该间距 200μm。10 分钟静脉内注射完毕后,再经过 15 分钟,用二极管非热激光(689nm)照射 83 秒。标准 PDT 包括 50J/cm² 的能量和 600mW/cm² 的密度[17]。

当第一次使用 PDT 时,通常由于脉络膜灌注不足,全通量使用时,有时会出现急性严重视力丢失。为了尽量减少 PDT 的毒性作用,可降低激光能量(低于 50J/cm²)或者减少总体的治疗时间(少于 83 秒)。研究表明,同标准通量的 PDT 相比,降低通量的 PDT 对 CNV 的治疗具有相似的疗效,但是却潜在地减少了脉络膜毒性。许多操作者采用降低通量(一般为一半通量)来避免这一并发症。

PDT 治疗后的 5 天可能会出现短暂的光敏现象,因此,需要指导患者避免长期处于阳光下,而且户外时需要戴上太阳镜。其他的副作用包括维替泊芬注射部位会出现疼痛、肿胀、出血或炎症等。在静脉注射药物的时,一些患者也可能会经历短暂的下腰痛。

抗 VEGF 治疗时代如何使用 PDT

根据药品说明书,PDT 疗法中注射维替泊芬适用于因 AMD、高度近视或组织胞浆菌病综合征引起的明显的典型黄斑下 CNV[17]。由于抗 VEGF 疗法已成为治疗湿性 AMD 的主要手段, 因此与激光光凝一样,PDT 的使用已经大大减少了。对于一些特定的患者,PDT 可能会长期地阻止 CNV 的活动(图 7-2 至图 7-4)。开展的一些联合治疗的研究,包括 PDT、抗 VEGF,和(或)玻璃体注射糖皮质激素,仍未得到完整的评估[18-23]。为减少玻璃体腔内注药次数,对 PDT 和抗 VEGF 联合治疗进行了研究, 但是与单独注射抗 VEGF 治疗相比,视力并没有明显受益[24,25]。对抗 VEGF 治疗反应不足的患者,PDT 联合治

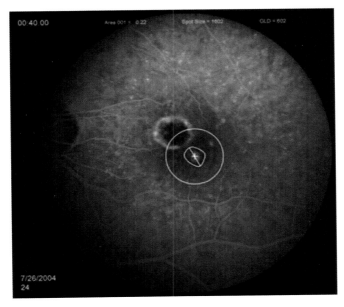

图 7-2 FA 显示光斑大小和表面计算出的 GLD。里面白色圆圈标记出来的是 CNV。外面白色环标记的是治疗区域,超过病灶 GLD 外 1000μm。PDT 治疗前后视力维持在 20/20。

疗可能更有效(第 9 章会详细讨论)。

2013 年 ASRS 的 PAT 调查项目询问了与会者,关于在过去的一年里,在他们治疗的湿性 AMD 患者中接受 PDT 治疗所占的百分比[12]。美国 53.9%的与会者强调他们的患者未曾使用,44.5%的医师在他们 1%~2%的患者中使用过。另外,该调查还询问了针对继发于 AMD、大小为 1DD 的黄斑下,同时视力为 20/100 的 CNV 治疗如何选择。只有 0.4%的美国与会者选择 PDT 联合抗 VEGF 注射治疗,另外只有 0.4%的选择再加上糖皮质激素治疗。

小结

尽管激光光凝疗法和光动力学疗法的复发率显而易见,但是在很多湿性 AMD 患者中,这两种疗法已经被证明可以阻止疾病的进展。抗 VEGF 治疗已经成为治疗湿性 AMD 的标准疗法,但是联合治疗对于一些想减少注射

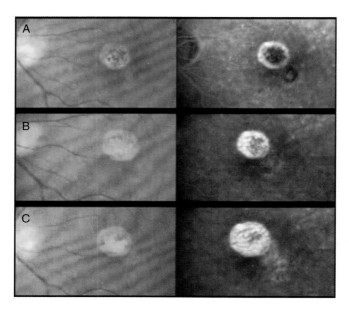

图 7-3 眼底彩照(左)和 FA 图像(右)。同一个患者(与图 7-1 和图 7-2 为同一患者)在 PDT 治疗后,(A)两个月。(B)1年。(C)3 年。

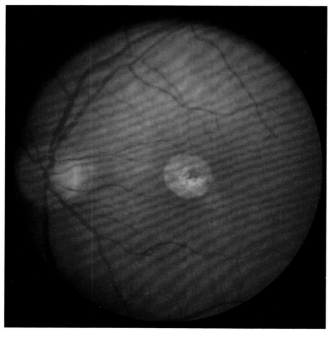

图 7-4 同一个患者激光光凝治疗 10 年后和 PDT 治疗 9 年后的眼底彩照,表明该区域的激光光凝治疗和 PDT 治疗具有一样的稳定性。视力一直稳定在 20/20。

次数而阻止疾病活动，或者一些对单独使用抗 VEGF 药物反应不佳的患者可能有用。这种联合治疗由激光(激光光凝和 PDT)和抗 VEGF 疗法组成。

(万鹏霞 译 李茅 刘清云 审校)

参考文献

1. Schmidt-Erfurth U, Hasan T, Gargoudas E, Michaud N, Flotte TJ, Birngruber R. Vascular targeting in photodynamic occlusion of subretinal vessels. *Ophthalmologica*. 1994;101:1953-1961.

2. Schmidt-Erfurth U, Laqua H, Schlotzer-Schrehard U, Viestenz A, Naumann GO. Histopathological changes following photodynamic therapy in human eyes. *Arch Ophthalmol*. 2002;120:835-844.

3. Macular Photocoagulation Study Group. Argon laser photocoagulation for senile macular degeneration: results of a randomized clinical trial. *Arch Ophthalmol*. 1982;100:912-918.

4. Macular Photocoagulation Study Group. Argon laser photocoagulation for neovascular maculopathy: three-year results from randomized clinical trials. *Arch Ophthalmol*. 1986;104:694-701.

5. Macular Photocoagulation Study Group. Argon laser photocoagulation for neovascular maculopathy: five-year results from randomized clinical trials. *Arch Ophthalmol*. 1991;109:1109-1114.

6. Macular Photocoagulation Study Group. Krypton laser photocoagulation for neovascular lesions of age-related macular degeneration: results of a randomized clinical trial. *Arch Ophthalmol*. 1990;108:816-824.

7. Macular Photocoagulation Study Group. Persistent and recurrent neovascularization after krypton laser photocoagulation for neovascular lesions of age-related macular degeneration. *Arch Ophthalmol*. 1990;108:825-831.

8. Macular Photocoagulation Study Group. Laser photocoagulation for juxtafoveal choroidal neovascularization: five-year results from randomized clinical trials. *Arch Ophthalmol*. 1994;112:500-509.

9. Macular Photocoagulation Study Group. Laser photocoagulation of subfoveal neovascular lesions in age-related macular degeneration: results of a randomized clinical trial. *Arch Ophthalmol*. 1991;109:1220-1231.

10. Macular Photocoagulation Study Group. Laser photocoagulation of subfoveal neovascular lesions of age-related macular degeneration: updated findings from two clinical trials. *Arch Ophthalmol*. 1993;111:1200-1209.

11. Macular Photocoagulation Study Group. Laser photocoagulation of subfoveal neovascular lesions of age-related macular degeneration: guidelines for evaluation and treatment in the Macular Photocoagulation Study. *Arch Ophthalmol*. 1991;109:1242-1257.

12. Stone TW, Mittra RA, eds. *ASRS 2013 Preferences and Trends Survey*. Chicago, IL; ASRS:2013.

13. Treatment of Age-Related Macular Degeneration With Photodynamic Therapy (TAP) Study Group. Photodynamic therapy of subfoveal choroidal neovascularization in age-related macular degeneration with verteporfin: one-year results of 2 randomized clinical trials—TAP report [published correction appears in *Arch Ophthalmol*. 2000;118:488]. *Arch Ophthalmol*. 1999;117:1329-1345.

14. Treatment of Age-Related Macular Degeneration With Photodynamic Therapy (TAP) Study Group. Photodynamic therapy of subfoveal choroidal neovascularization in age-related macular degeneration with verteporfin: two-year results of 2 randomized clinical trials—TAP report 2. *Arch Ophthalmol*. 2001;119:198-207.

15. Treatment of Age-Related Macular Degeneration With Photodynamic Therapy (TAP) Study

Group. Verteporfin therapy for subfoveal choroidal neovascularization in age-related macular degeneration: three-year results of an open-label extension of 2 randomized clinical trials—TAP report no. 5. *Arch Ophthalmol.* 2002;120:1307-1314.

16. Verteporfin in Photodynamic Therapy (VIP) Study Group. Verteporfin therapy of subfoveal choroidal neovascularization in age-related macular degeneration: 2-year results of a randomized clinical trial including lesions with occult with no classic choroidal neovascularization—VIP report 2. *Am J Ophthalmol.* 2001;131:541-560.

17. Visudyne (verteporfin for injection) [package insert]. Bridgewater, NJ: Valeant Pharmaceuticals; 2010.

18. Antoszyk AN, Tuomi L, Chung CY, Singh A; FOCUS Study Group. Ranibizumab combined with verteporfin photodynamic therapy in neovascular age-related macular degeneration (FOCUS): year 2 results. *Am J Ophthalmol.* 2008;145:862-874.

19. Augustin A. Triple therapy for choroidal neovascularization due to age related macular degeneration: verteporfin PDT, bevacizumab, and dexamethasone. *Retina.* 2007;27:133-140.

20. Bakri SJ, Couch SM, McCannel CA, Edwards AO. Same-day triple therapy with photodynamic therapy, intravitreal dexamethasone, and bevacizumab in wet age-related macular degeneration. *Retina.* 2009;29:573-578.

21. Bashshur ZF, Schakal AR, El-Mollayess GM, Arafat S, Jaafar D, Salti HI. Ranibizumab monotherapy versus single-session verteporfin photodynamic therapy combined with as-needed ranibizumab treatment for the management of neovascular age-related macular degeneration. *Retina.* 2011;31:636-644.

22. Lazic R, Gabric N. Verteporfin therapy and intravitreal bevacizumab combined and alone in choroidal neovascularization due to age-related macular degeneration. *Ophthalmology.* 2007;114;1179-1185.

23. Potter MJ, Claudio CC, Szabo SM. A randomized trial of bevacizumab and reduced light dose photodynamic therapy in age-related macular degeneration: the VIA study. *Br J Ophthalmol.* 2010;94:174-179.

24. Kaiser PK, Boyer DS, Cruess AF, Slakter JS, Pilz S, Weisberger A; DENALI Study Group. Verteporfin plus ranibizumab for choroidal neovascularization in age-related macula degeneration: twelve month results of the DENALI study. *Ophthalmology,* 2012;119:1001-1010.

25. Larsen M, Schmidt-Erfurth U, Lanzetta P, et al; MONT BLANC Study Group. Verteporfin plus ranibizumab for choroidal neovascularization in age-related macula degeneration: twelve-month MONT BLANC study results. *Ophthalmology.* 2012;110;992-1000.

第8章 治疗失败：无应答、耐受和快速耐受

Christopher J. Brady, MD, Chirag P. Shah, MD, MPH

　　新生血管（湿）性年龄相关性黄斑变性（AMD）是发达国家最常见的导致视力丧失的疾病。美国食品和药物管理局批准玻璃体腔内注射雷珠单抗和阿柏西普，以及贝伐单抗的超药品说明书范围使用，随着这3种药物在治疗中的应用，视网膜医师和这些患者在治疗这种疾病中迈入了一个新的时代。尽管这些治疗在关键的临床试验和临床实践中都取得了显著的疗效，但不是所有患者的视力都有明显的提高。在MARINA多中心临床研究[1]，以及ANCHOR[2]Ⅲ期临床研究中，显示接受0.5mg雷珠单抗注射的受试者中有10%的最佳矫正视力在2年内损失了15个或以上的字母。另外，尽管分别有33.3%和41%的受试者在参加MARINA和ANCHOR 2年后有15个或以上视力标型的提高，但仍有22.3%的患者在MARINA研究中没有改善（这类数据在ANCHOR研究中并未被报告）。同样，在VEGF Trap-Eye：阿柏西普治疗湿性AMD安全性和有效性的研究（VIEW1和VIEW2）随访12个月的Ⅲ期临床试验的报告中，约5%的患者无论是使用阿柏西普或雷珠单抗治疗视力都损失了15个或以上的视力标型[3]。在年龄相关性黄斑变性治疗试验的比较（CATT试验）中对顽固性积液进行了严格的定义，使用雷珠单抗和贝伐单抗1年后分别有53.2%和70.9%的受试者仍有顽固性积液[4]，这表明虽然进行了积极的治疗但仍有大量患者会残留活动性病变。

　　重要的是，参与雷珠单抗关键试验的受试者在随访第1年和第2年[1,2]，损失了15个或以上视力标型的这部分患者比例翻了一番，这表明有可能存在一类患者亚群，即使在相当长的时间里继续每月玻璃体腔注射抗血管内皮

生长因子(抗 VEGF)药物也不能维持高水准的改善效果或者稳定性。当患者在经历了标准治疗方案后仍没有获得预期的效果,临床医师也没有更高等级的循证医学证据来指导做出决定的情况下,临床医师只能根据自己的判断在以下 3 个可行方案中做出选择,一般选择顺序为:

- 更换抗 VEGF 药物;
- 增加治疗的剂量或频率;
- 抗 VEGF 注射联合其他疗法,如光动力学疗法。

更换抗血管内皮生长因子药物

有几篇报道表明,抗 VEGF 治疗一段时间后,患者对药物的反应性可能会降低[5]。可以表现为耐药:虽然增加药物剂量和给药频率,但是对药物的反应性逐渐降低。也可以表现为快速耐受:快速失去对药物的反应性;缩短给药间期甚至出现相反的效果。耐药和快速耐受的患眼在更换另一种抗 VEGF 药物后都可能会仍然有效。有文献报道,25 名患者的 26 只眼不管初始治疗是贝伐单抗(10 只眼)还是雷珠单抗(16 只眼)耐药(或快速耐受)后,更换为另一种药物后都仍然有效[6]。平均接受 2.75 次治疗后,81%患眼在病理改变上对新药物有反应。尽管视力的结果并没能进行正式分析[6],但是可以知道其中部分患者的实际视力仍在下降[6]。

因为阿柏西普是最近才被批准应用于治疗湿性 AMD 的抗 VEGF 药物,所以关于应用雷珠单抗或者贝伐单抗无效的患者转为使用阿柏西普的回顾性研究最近才见诸报道[7-12]。每项研究对治疗失败的定义略有不同,但共同的观点都是在更换药物后,很多患者在形态结构上有所改善但并没有视力的提高(图 8-1 至图 8-6)。在一次对美国爱荷华大学 31 名患者的 36 只眼研究的回顾中,在 3 次注射后,有 50%患眼的视网膜下或视网膜内积液减少,黄斑中心凹厚度(CMT)也平均减少 65μm[7]。但是这些患者的视力并没有得到显著的改善[7]。在一项队列研究中,85 名患者的 96 只眼因病情无法控制或不能耐受先前的抗 VEGF 治疗而更换为阿柏西普并进行了 4 次注射[8]。在这些患者中,49%的患者在光学相干断层扫描(OCT)上可以看到黄斑水肿有所改善,但视力并没有得到明显地提高[8]。

另一项队列研究中,94 名患者的 102 只眼在接受平均 20.4 次贝伐单抗

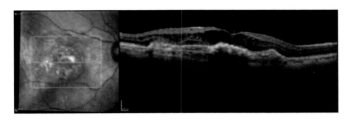

图 8-1 连续 50 个月每月注射 1 次贝伐单抗后，OCT 显示仍然有持续性视网膜内液体。视力为 20/60。左图是眼底的红外反射图像。

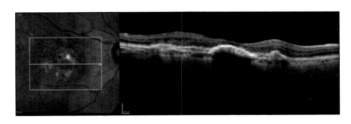

图 8-2 图 8-1 的患者在第 1 次注射阿普西柏 1 个月后，OCT 显示视网膜内液体得到显著改善，视力为 20/50。左图是眼底的红外反射图像。

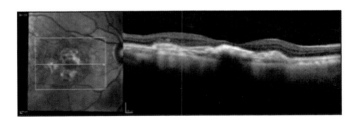

图 8-3 图 8-1 的患者在第 2 次注射阿普西柏 1 个月后，OCT 显示视网膜内积液完全吸收，视力为 20/40。左图是眼底的红外反射图像。

或雷珠单抗注射后，接受了平均 3.8 次阿柏西普注射[9]。在这项研究中，虽然 39% 患眼的视力没有得到明显提高，但视网膜内或视网膜下积液得到改善或解决。有趣的是，这项研究对在使用阿柏西普前的注射间隔时间 7.3 周和 5.9 周进行了比较。另外，研究者还比较了难治与复发两组间的结果。难治组患者

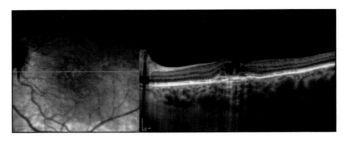

图 8-4　这是另一名患者的 OCT，在连续 11 个月每月注射 1 次雷珠单抗后仍有持续性视网膜内积液，视力为 20/200。这次随访决定将药物更换为阿柏西普。左图是眼底的红外反射图像。

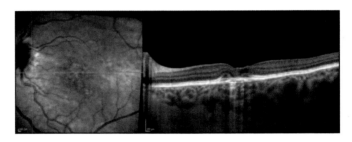

图 8-5　图 8-4 的患者在第 1 次注射阿普西柏 1 个月后，OCT 显示视网膜内积液吸收，视力仍是 20/200。左图是眼底的红外反射图像。

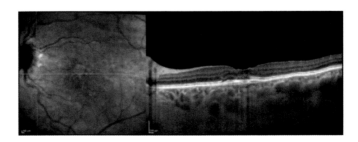

图 8-6　OCT 显示图 8-4 的患者在注射 4 次以上阿柏西普后仍对药物有反应。左图是眼底的红外反射图像。

显示出 CMT 有着明显地减少,但药效持续时间短;复发组患者显示出 CMT 改善不明显,但持续时间则从 7.21 周延长至 9.47 周。由于是回顾性研究,严格的每月阿柏西普治疗是否会对研究结果产生有意义的影响还难以确定。

另一组研究中,28 名患者的 28 只眼在进行平均 20 次的雷珠单抗/贝伐单抗注射后仍有持续积液,随即更换为阿柏西普[10]。在超过 6 个月以上的时间平均注射 4.4 次阿柏西普后,64% 患眼的解剖结构有所改善,但视力没有改善[10]。

在美国纽约进行的一项研究显示,34 只眼在进行 28.6 次雷珠单抗注射后仍然有持续性积液,改为阿柏西普治疗 6 个月后其解剖结构和视力都得到了改善[13]。解剖上,黄斑中心凹厚度以及色素上皮层脱离的高度和直径均得到改善,视力也从 20/75 提高到 20/60[13]。

增加抗血管内皮生长因子的剂量

AMD 治疗失败的最有力证据来自超剂量抗 VEGF 试验[14,15]。这项研究纳入了 87 名具有顽固性疾病的患者,虽然他们平均接受了每月 24 次注射,但在荧光造影或者频域 OCT 上仍能找到持续渗漏点。这些患者连续 3 个月注射 4 倍剂量(2.0mg)的雷珠单抗,之后的 19 个月根据病情需要(PRN)给予 4 倍剂量(2.0mg)注射,结果在统计学上视力明显提高了 3.6 个视力标型(ETDRS 视力表)。有趣的是,在 HARBOR 研究,即临床Ⅲ期,双盲多中心随机对照,对比 0.5mg 和 2.0mg 雷珠单抗注射液在治疗黄斑中心凹下新生血管性年龄相关性黄斑变性患者时每月或 PRN 给药的疗效和安全性的研究中,对比低剂量(0.5mg)、高剂量(2.0mg)的雷珠单抗注射液治疗初诊为湿性 AMD 的患者,高剂量(2.0mg)在改善患者视力方面并没有显著优势[16]。重要的是,HARBOR 研究设计旨在用于评估高剂量药物用于初治患者而不是顽固性 AMD 患者的疗效。因此,这项研究的阴性结果并不能直接应用于疗效不理想的患者。2.0mg 剂量的雷珠单抗目前仍然没有上市。

Stewart 等报道了另一项增加抗 VEGF 注射频率的研究[17]。在雷珠单抗的使用剂量和使用频率范围的Ⅱ期研究报道中[18],研究人员使用一个基于贝伐单抗、雷珠单抗和阿柏西普的时间依赖相结合活性的数字模型。此模型发现每 2 周给药 1 次,在短时间内药代动力学就有所改善。研究者还建模增加各种药物的剂量,预计每 2 周 1 次,标准剂量贝伐单抗比每月雷珠单抗 4 倍剂量产生的波谷水平要高。值得注意的是,低剂量(0.5 mg)阿柏西普产生的结合活性比模型里的每 2 周使用标准剂量贝伐单抗要高 32~134 倍,表明使用阿柏西普可能不需要增加治疗次数。

联合治疗

虽然没有专门研究治疗失败的患者, 但是也有几项研究报道是关于首次治疗的患者使用抗 VEGF 治疗联合其他的治疗方式。DENALI 研究是对 321 名首次治疗患者的研究,将每月注射雷珠单抗与使用全量或减量维替泊芬光动力治疗(PDT)联合雷珠单抗 PRN 方案治疗进行了比较[19]。1 年后,两个联合治疗小组的结果并没有像预计中达到低于 7 个 ETDRS 视力标型。事实上,与单药治疗相比联合治疗改善效果更少。同样,在 PDT 组中央视网膜厚度改善也少。由于单药治疗组接受每月治疗 (最初 3 次后平均 7.6 次注射),PDT 组接受 PRN 方案治疗(最初 3 次后平均 2.2 和 2.8 次注射),因此很难辨别抗 VEGF 方案在视力和解剖结果的有效性上是否有差异。

与 DENALI 研究相匹配的是 MONT BLANC 试验,255 名初次治疗的患者被随机分配接受标准剂量 PDT 联合雷珠单抗 PRN 治疗或雷珠单抗 PRN 单药治疗[20]。在这项研究中,随访 12 个月后两组的视力平均改善情况相似地低,单药治疗组平均改善 4.4 个 ETDRS 视力标型,联合治疗组则是 2.5 个视力标型[20]。重要的是,在任一组中接受注射的次数并没有显著差异(联合治疗组 1.9 次对单药治疗组在 3 次负荷剂量后为 2.2 次), 这表明额外的 PDT 治疗并没有减少抗 VEGF 注射次数。

一些研究者曾报道,使用三联疗法,联合抗 VEGF 治疗、PDT 和玻璃体腔内或 Tenon 囊下注射类固醇皮质激素。在一项回顾性研究中纳入了 31 只眼,患者在 PRN 的基础上再治疗,接受了贝伐单抗、低剂量 PDT 和后 Tenon 囊下注射曲安奈德[21]。经过 6 个月的随访,视力有 9 个视力标型的改善以及 OCT 上显示中央视网膜厚度改善 $87.7\mu m$[21]。在另一项回顾性研究中,初始治疗的 61 只眼分别接受贝伐单抗或雷珠单抗注射, 并联合玻璃体腔注射地塞米松和全剂量 PDT 治疗[22]。这些受试者与接受抗 VEGF 单药治疗的 40 眼进行比较,两组视力均有显著改善,但在超过 14 个月的随访中,三联治疗组接受的注射明显更少(1.9 对 3.1)[22]。这些结果对治疗失败的患者是否适用目前还不知道,但这些研究提供了证据的概念来支持在特定情况下尝试这种治疗方式。

治疗失败的类别

目前对于治疗失败的情形分类已经有很多争论,但是,一般情况下可将患者分成几类。有些患者未能证明从一开始就积极反应,并可能真正被视为无效者。其他个体表现出初始在预期的视力和解剖上有反应,但随后经历了持续且稳定的积液隆起,特别是在视网膜下和视网膜色素上皮下的位置。这种类型的反应可能会被认为是不完全的反应,但最后通常都能得到好的视力结果。其他患者表现为开始完全停止渗出,但随后复发,虽然治疗仍在继续。这些患者可能是药物抵抗、耐受,或可能表现出快速耐受,这取决于给药策略和治疗反应的细节。

在没有反应的情况下,一个重要的初始步骤是验证诊断。正如第 5 章所讨论的,有几种和湿性 AMD 很相似的疾病对抗 VEGF 治疗没有反应。我们建议尽早复查荧光血管造影、吲哚菁绿血管造影、眼底自发荧光、高分辨率(频域)OCT,并仔细询问用药史以确定任何可能的类固醇皮质激素使用史,以及询问其他基于临床情况的病史。重要的是,在 ANCHOR、MARINA 及 VIEW 1 和 2 的研究中,视力都提高迅速,初始 3 次注射后视力改善却很少。

对于对特殊药物无反应或反应不佳的湿性 AMD 患者,第一策略可考虑更换药物,如果治疗效果不理想,可每 2 周 1 次注射。在增加给药频率之前,抗 VEGF 注射后有必要评估间隔 1 周或 2 周的患者以评定药物是否有初始效果,随后进行 4 周 1 次的随访。此类患者还可能得到改善并达到历史性峰值,然后在随访期间降低。VIEW 试验显示,在使用阿柏西普首次负荷剂量后每 4 周 1 次和每 8 周 1 次的治疗相比,治疗眼均显示相似的解剖上和视力上的改善。但是不完全反应的患者可能需要每月使用阿柏西普以维持解剖上和视力上的效果。最后,在这类患者中可能会有一种治疗[抗 VEGF 注射联合 PDT、热激光和(或)使用皮质类固醇]是有效的。

患者发展到耐药最让人头疼,因为他们在初步治疗后完全缓解,但接着在使用之前同样有效的治疗方案时却失败了。实事求是地说,当这些患者变得耐药时可能已经接受少于每月 1 次的注射。许多临床医师在 PRN 方案或治疗间期延长方案中都尝试对完全反应的患者增加药物注射间隔时间。在接受少于每月 1 次的治疗时，任何一个明显复发的患者都应该缩短治疗间隔时间。疗效快速下降的患者有可能发展为快速耐受。在这些患者中，暂时停止治疗可能会恢复到最初使用抗 VEGF 治疗时的较好反应，它们也可能对更换药物有反应。对于缓慢进展为耐药的患者，增加给药频率或更换药物可能是最有效的步骤。

小结

我们现在已经使用 3 个非常有效的抗 VEGF 药物治疗湿性 AMD。然而，虽然患者对标准给药方案的依从性很好，但仍会出现没有反应、不完全反应或者复发，这些患者非常具有挑战性。最终，临床医师仅有 3 个选择：更换抗 VEGF 药物、增加治疗的剂量或频率或与另一种治疗方式联合，如抗 VEGF 注射联合 PDT。遗憾的是，没有确凿的证据来指导临床医师。确定这些特定患者治疗失败的性质可能有助于指导治疗方法，以及把未来的研究重点放在这一类人群可能有助于对难以治疗的患者设定治疗方案。

（李婧婧 译 罗中伶 万鹏霞 审校）

参考文献

1. Rosenfeld PJ, Brown DM, Heier JS, et al. Ranibizumab for neovascular age-related macular degeneration. *N Engl J Med*. 2006;355:1419-1431.
2. Brown DM, Michels M, Kaiser PK, et al. Ranibizumab versus verteporfin photodynamic therapy for neovascular age-related macular degeneration: two-year results of the ANCHOR study. *Ophthalmology*. 2009;116:57-65.e5.
3. Heier JS, Brown DM, Chong V, et al. Intravitreal aflibercept (VEGF trap-eye) in wet age-related macular degeneration. *Ophthalmology*. 2012;119:2537-2548.
4. Group CR, Martin DF, Maguire MG, et al. Ranibizumab and bevacizumab for neovascular age-related macular degeneration. *N Engl J Med*. 2011;364:1897-1908.
5. Eghoj MS, Sorensen TL. Tachyphylaxis during treatment of exudative age-related macular degeneration with ranibizumab. *Br J Ophthalmol*. 2012;96:21-23.
6. Gasperini JL, Fawzi AA, Khondkaryan A, et al. Bevacizumab and ranibizumab tachyphylaxis in the treatment of choroidal neovascularisation. *Br J Ophthalmol*. 2012;96:14-20.
7. Bakall B, Folk JC, Boldt HC, et al. Aflibercept therapy for exudative age-related macular degeneration resistant to bevacizumab and ranibizumab. *Am J Ophthalmol*. 2013;156:15-22.e1.

8.　Ho VY, Yeh S, Olsen TW, et al. Short-term outcomes of aflibercept for neovascular age-related macular degeneration in eyes previously treated with other vascular endothelial growth factor inhibitors. *Am J Ophthalmol*. 2013;156:23-28.e2.

9.　Yonekawa Y, Andreoli C, Miller JB, et al. Conversion to aflibercept for chronic refractory or recurrent neovascular age-related macular degeneration. *Am J Ophthalmol*. 2013;156:29-35.e2.

10.　Cho H, Shah CP, Weber M, Heier JS. Aflibercept for exudative AMD with persistent fluid on ranibizumab and/or bevacizumab. *Br J Ophthalmol*. 2013;97:1032-1035.

11.　Patel KH, Chow CC, Rathod R, et al. Rapid response of retinal pigment epithelial detachments to intravitreal aflibercept in neovascular age-related macular degeneration refractory to bevacizumab and ranibizumab. *Eye (Lond)*. 2013;27:663-667.

12.　Schachat AP. Switching anti-vascular endothelial growth factor therapy for neovascular age-related macular degeneration. *Am J Ophthalmol*. 2013;156:1-2.e1.

13.　Kumar N, Marsiglia M, Mrejen S, et al. Visual and anatomical outcomes of intravitreal aflibercept in eyes with persistent subfoveal fluid despite previous treatments with ranibizumab in patients with neovascular age-related macular degeneration. *Retina*. 2013;33(8):1605-1612.

14.　Brown DM, Chen E, Mariani A, Major JC Jr. Super-dose anti-VEGF (SAVE) trial: 2.0 mg intravitreal ranibizumab for recalcitrant neovascular macular degeneration-primary end point. *Ophthalmology*. 2013;120:349-354.

15.　Wykoff CC, Brown DM, Croft DE, Wong TP. Two year SAVE outcomes: 2.0 mg ranibizumab for recalcitrant neovascular AMD. *Ophthalmology*. 2013;120:1945-1946.e1.

16.　Busbee BG, Ho AC, Brown DM, et al. Twelve-month efficacy and safety of 0.5 mg or 2.0 mg ranibizumab in patients with subfoveal neovascular age-related macular degeneration. *Ophthalmology*. 2013;120:1046-1056.

17.　Stewart MW, Rosenfeld PJ, Penha FM, et al. Pharmacokinetic rationale for dosing every 2 weeks versus 4 weeks with intravitreal ranibizumab, bevacizumab, and aflibercept (vascular endothelial growth factor Trap-eye). *Retina*. 2012;32(3):434-457.

18.　Rosenfeld PJ, Heier JS, Hantsbarger G, Shams N. Tolerability and efficacy of multiple escalating doses of ranibizumab (Lucentis) for neovascular age-related macular degeneration. *Ophthalmology*. 2006;113:623.e1

19.　Kaiser PK, Boyer DS, Cruess AF, Slakter JS, Pilz S, Weisberger A. Verteporfin plus ranibizumab for choroidal neovascularization in age-related macular degeneration: twelve-month results of the DENALI study. *Ophthalmology*. 2012;119:1001-1010.

20.　Larsen M, Schmidt-Erfurth U, Lanzetta P, et al. Verteporfin plus ranibizumab for choroidal neovascularization in age-related macular degeneration: twelve-month MONT BLANC study results. *Ophthalmology*. 2012;119:992-1000.

21.　Kovacs KD, Quirk MT, Kinoshita T, et al. A retrospective analysis of triple combination therapy with intravitreal bevacizumab, posterior sub-tenon's triamcinolone acetonide, and low-fluence verteporfin photodynamic therapy in patients with neovascular age-related macular degeneration. *Retina*. 2011;31:446-452.

22.　Forte R, Bonavolonta P, Benayoun Y, Adenis JP, Robert PY. Intravitreal ranibizumab and bevacizumab in combination with full-fluence verteporfin therapy and dexamethasone for exudative age-related macular degeneration. *Ophthalmic Res*. 2011;45:129-134.

第 9 章　年龄相关性黄斑变性的手术治疗

Christopher J. Brady, MD, Carl D. Regillo, MD

　　新生血管性(湿性)年龄相关性黄斑变性(AMD)主要通过药物治疗。如前所述,目前有 3 种常用的 VEGF 抑制剂,通过玻璃体腔注射可有效治疗急性湿性 AMD。另外,光动力学疗法(PDT)和激光光凝,通常联合 VEGF 抑制剂也可用于某些类型的湿性 AMD。然而,某些情况,如黄斑区大量出血,可能需要手术治疗。既往曾经尝试过的手术方法,包括手术切除脉络膜新生血管(CNV)、黄斑转位以及眼内放射治疗。

手术切除脉络膜新生血管膜

　　1988 年 de Juan 和 Machemer[1]报道了通过标准三通道玻璃体切割术(PPV)切除黄斑下瘢痕,在许多病例中显示了积极的效果。1991 年 Blinder 等[2]在此基础上又进行了视网膜色素上皮细胞移植[2]。核心操作是进行标准三通道 PPV,然后环黄斑区进行全周视网膜切开,暴露视网膜神经纤维层,切除 CNV。20 世纪 90 年代初期,该手术得到改进[3],通过 BSS 灌注切除少量后部玻璃体,制作一个视网膜下间隙,然后用一个成角的眼内镊子夹起 CNV 复合体并将之去除。之后, 一项大型前瞻性的研究——黄斑下手术临床研究(SST),用于评价手术去除湿性 AMD 患者的 CNV 的疗效。454 名不伴有黄斑下出血的湿性 AMD 患者和 336 名伴有黄斑下出血的患者参加了试验[4]。参与者被随机分为黄斑下手术组及观察组。2009 年 Cochrane 数据库发表了对 CNV 手术的系统评价[5]。这篇综述包括两个 SST 试验,与观察组相比,结果明确显示,手术并不能防止视力下降,而且手术会增加白内障和视网膜脱离的风险。因此,这种黄斑下手术目前已很少用于处理 AMD 导致的 CNV。

黄斑转位术

1993 年 Machemer 和 Steinhorst[6]利用动物模型,介绍了一种新的治疗湿性 AMD 的手术方法,包括在玻璃体切割术中,将 BSS 注入视网膜下造成黄斑区脱离, 然后将黄斑区重新置于周边相对健康的视网膜色素上皮表面。Machemer 和 Steinhorst[7]最初报道的方法包括利用 BSS 介导完全的浆液性视网膜脱离,做一个大范围的周边视网膜切开术,将黄斑转至其他位置,用眼内激光将视网膜复位,最后填充硅油。随后也报道了局限的黄斑转位术[8],其包括分离黄斑颞侧视网膜,然后精确截断脉络膜,使巩膜平行于角巩膜缘。这种技术使黄斑进行小范围的侧向转位,无须进行大范围的周边视网膜切开术。

在 2008 年,Cochrane 数据库发表一篇关于黄斑转位术的系统评价[9]。单中心随机对照研究包括 50 名患者 50 只眼。这项研究中的参与者随机入组黄斑转位术组或者 PDT 组,随访 12 个月。研究分析了视力结果。10 名(40%)行黄斑转位术的患者 ETDRS 视力提高了 3 行以上。行黄斑转位术的患者平均提高了 2.7 个视力标型,而 PDT 组平均减少了 11.9 个视力标型。然而,作者指出这是个小样本的实验,结果不足以证实黄斑转位术的效果好于 PDT,尤其是考虑到明显的手术并发症,包括增生性玻璃体视网膜病变导致的视网膜脱离、CNV 高复发率以及黄斑转位术还常常需要进行眼外肌移位。

手术放疗

既然 CNV 是由于血管的异常增生导致的,那么利用放射治疗抑制内皮细胞的增生是符合逻辑的,已有一些研究小组试图证实。最早是利用外放射治疗湿性 AMD,但是没有疗效[11]。为了提高治疗效果,发明了一些局限性的放射装置,其中一种是通过玻璃体切割术将锶探针放置于黄斑前方,这种方法又称为黄斑前短距离放射疗法(EMBT),一些前瞻性临床试验对此进行了研究,包括已发表的继发于经 β 射线黄斑前照射治疗(CABERNET)处理的 AMD 的 CNV1[12]和黄斑前短距离放射治疗年龄相关性黄斑变性研究(MERITAGE)[13]。CABERNET 研究入组 494 名未经治疗的渗出性 AMD 患者。随机入组 EMBT 联合每 2 个月玻璃体腔注射雷珠单抗或者联合每季度根据需要注射维持剂量的雷珠单抗。所有患者随访 2 年。EMBT 治疗是通过玻璃体切割术的 20G

的睫状体扁平部切口放置于玻璃体腔内 4 分钟。24 个月后,77% 的 EMBT 组和 90% 的对照组丢失了 ETDRS 视力表的 15 个视力标型。因为预先设定好非劣效性界值为 10%, 所以作者认为该研究结果并不支持患者常规应用 EMBT 法。

MERITAGE 研究[13]是一项非对照的回顾性研究,53 位湿性 AMD 患者53只眼,都接受了频繁的抗 VEGF 治疗。所有参加研究的患者在接受 EMBT 治疗的同时接受雷珠单抗的治疗,每月随访一次,并按照预先制定的重复治疗标准进行雷珠单抗的注射,随访 12 个月。随访结束后,平均的变化为损失 4个 ETDRS 视力标型以及 OCT 显示视网膜中心凹厚度增加 $50\mu m$。重要的是,在随访期间,患者需要平均 3.49 次的抗 VEGF 注射。作者认为应用 EMBT 可以减少抗 VEGF 的注射频率。但是,这项研究没有设立对照组。而且,这种放疗系统没有经过 FDA 批准,在美国是不能应用的。

黄斑下出血的手术治疗

黄斑下大面积的出血是湿性 AMD 最可怕的并发症之一。黄斑下大出血的患者视力预后非常差。如不治疗,视力恶化者达 80%[14]尽管抗 VEDF 治疗湿性 AMD 很成功,但是对于合并黄斑下出血的病例目前还没有理想的治疗方法[15,16]。可能是因为最主要的抗 VEGF 临床试验都没有纳入这部分患者。SST 提供了黄斑下出血手术治疗的一些信息[4]。然而,这项研究中的大多数技术已经过时。关于黄斑下出血的进一步治疗指南只来源于一些小样本的非对照研究[17]。

近年来, 不同的小型研究建议玻璃体腔内注气联合或不联合 PPV 以及血纤维蛋白溶酶原激活剂(tPA),将黄斑下积血驱赶以离开黄斑区。这个手术需要评估黄斑下出血的部位、大小和出血厚度。如果是黄斑中心凹以外的小而薄出血, 则只需要用抗 VEGF 治疗。而对于大出血（大于 6 个视盘大小）、相对浓厚、累及黄斑中心的患者,可以考虑玻璃体腔注气术,特别是出血在 3 周内,并且发病前视力较好的患者。该手术可以在治疗室进行玻璃体腔注射膨胀气体,联合或不联合 tPA,也可以在手术室进行 PPV、视网膜下注射 tPA、气液交换(图 9-1 至图 9-3)[17-19]。我们认为这项排离黄斑区出血的手术方式的效果更加可靠,是我们最为推崇的一种方式。

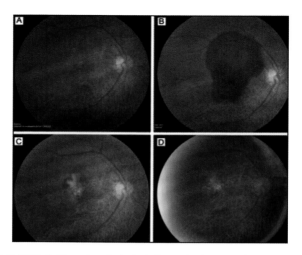

图 9-1 病例 1 的眼底彩照。(A) 黄斑出血前 18 个月，可见中心凹下的 CNV，进行抗 VEGF 治疗，视力为 20/80。(B)在抗 VEGF 治疗过程中，发生了急性黄斑下出血，视力下降到 20/400。(C)PPV 联合视网膜下注射 tPA 术后 2 个月，视网膜下出血明显变薄。(D)术后 1 年,萎缩范围增大，但是没有出血及纤维化，视力提高到 20/200。

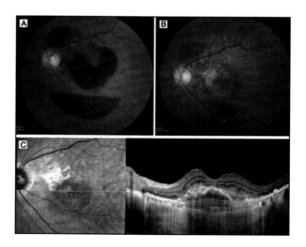

图 9-2 病例 2。(A)AMD 合并急性黄斑下出血的患者的眼底彩照,视力为数手指,一个月前为 20/50。(B)PPV 联合 tPA 术后 1 个月,部分出血转位,可见少量视网膜下增殖。(C)术后 3 个月,OCT 红外反射图(左侧)显示视网膜下增殖。患者视力仍然为数手指,只有主观感受仅有一点提高。

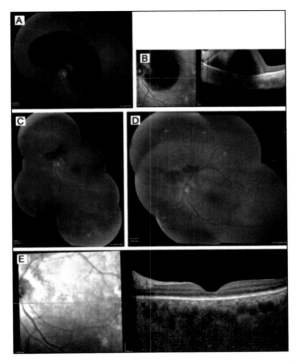

图 9-3　病例 3。(A)PCV 合并急性黄斑下出血的患者的眼底彩照，视力为数手指。(B)
OCT 显示大量视网膜下出血的高反射（左图）。(C)PPV 术后 3 周，成功排走黄斑下出血。
(D)术后 2 个月，在黄斑外仅残留少量视网膜下出血。视力恢复到 20/25。(E)术后 2 个月的
OCT 显示外层视网膜轻度变形，但是没有黄斑下增殖和新生血管。该病例的 PCV 位于视乳
头上方。

　　黄斑下出血之前视力就不好的患者是手术治疗的禁忌证。合并大量的
视网膜下出血并且累及周边部视网膜的患者也不宜采用这项治疗方式。大
范围的 RPE 脱离是相对禁忌证。在决定实施这项手术之前，应常规进行抗
VEGF 治疗。

手术治疗

　　PPV/tPA 这两种主要的治疗黄斑下出血的手术方式的治疗原理分别为
药物药理作用或气体机械驱赶作用。组织纤溶酶原激活剂是一种 70kDa 重

组人蛋白,它可以分解组织纤溶酶原前体为血纤维蛋白溶酶。血纤维蛋白溶酶直接接触血凝块中的纤维蛋白几分钟内即可将其降解。这个小分子蛋白主要用于急性非出血性卒中的溶栓治疗,但医疗实践中也有很多超说明书范围应用。将 tPA 注射到视网膜下的腔隙,可以使血凝块的纤维蛋白溶解,并且积血得以转位。在继发于湿性 AMD 的大范围出血的病例中,比起机械性去除出血,酶溶解加上气体的作用可以使神经上皮层和 RPE 发生少量移位[20]。

进行标准的核心部 PPV(如果玻璃体后皮质与后极部连接紧密,要进行后脱离)之后,用 39G 或者 41G 针头(图 9-4)在黄斑下方直接注射 tPA(25 或 50μg/0.1mL)。这种细针头可以通过一个微小的可自愈视网膜小切口将药物注入视网膜下方,切口常选在上方视网膜,以利于气体顶压。视网膜下药物的小泡延伸至黄斑下出血是最有效的驱赶出血的方式。对于目前的技术来说, 还不能直接清除视网膜下出血或者剥除新生血管复合体。之后进行 75%~100% 的气液交换,如果需要长时间的气体顶压,可用 20%~25% 的 SF6 代替消毒空气。

要求患者在术后保持 24~48 小时面朝前的体位。有些医师推荐面朝下的体位,也有些医师对体位没有严格限制,保持头高位就可以将出血驱赶到下方。

不同的技术

许多手术技术已应用于 CNV 的治疗,也有新技术被不断开拓。最初,医师试着直接机械性地剥除黄斑下出血和 CNV 复合体[4]。但这项技术需要做一个范围很大的后极部视网膜切开,才能吸除血凝块。整个 CNV 复合体用眼内镊子夹除。如果 CNV 复合体比较大的话,则很难将其整体夹除,一般会将其

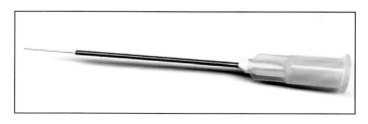

图 9-4　细针头(头部 41G)用于在 PPV 中穿刺视网膜,并在视网膜下注射 tPA。

分割取出。大于 1 个视盘直径的视网膜切开用眼内激光光凝封闭。在应用 39G 或 41G 小针头技术之前,这项手术技术用于 SST,现在用于视网膜下注射 tPA[16]。还有学者报道,在行 PPV 前 24 小时,进行玻璃体腔注射 tPA,PPV 术中应用重水,并进行周边视网膜切开来排走黄斑下的出血[16]。日本的医师报道应用这种技术,因为日本的黄斑下出血大多是息肉状脉络膜血管病变(PCV)引起,但是研究的结果并不适用于所有的湿性 AMD 患者。相反,许多 PCV 患者的标准 PPV/tPA 治疗效果更好(见图 9-3)。

　　有许多视网膜下注射 tPA 的方法。一些医师首先在视网膜下注射 BSS 以稀释出血并完全分离黄斑,之后注射 tPA。荧光染料可以加入 tPA 溶液以增加 tPA 的可视性。有些医师推荐术中同时应用抗 VEGF 治疗,可以注射到玻璃体腔或者视网膜下。还有些医师在视网膜下的血凝块中注射消毒空气以帮助排除黄斑下的积血[21]。

并发症

　　术后视网膜裂孔、视网膜脱离和增生性玻璃体视网膜病变为黄斑下出血转位术的潜在并发症。这些并发症在以往大范围切开视网膜直接排开出血的术式中更为常见。玻璃体积血、黄斑裂孔、复发性的黄斑下出血和 RPE 撕裂在联合 PPV 注射 tPA 的术式中均有报道[19,22]。PPV 会加速白内障的形成,并且可以增加开角型青光眼的风险。另外,眼内炎是少见的眼内手术并发症。

　　组织纤溶酶原理论上存在视网膜或者 RPE 毒性。一项研究中的所有患者在接受了 100μg 的 tPA 玻璃体腔注射后,都出现了渗出性视网膜脱离[23]。但是剂量为 50μg 的患者均没有出现这个并发症。这种渗出反应的机制尚不明确。

手术疗效

　　尚没有 I 级证据支持手术干预对 AMD 相关的黄斑下出血有效,但是因为其自然预后差,任何与自然病程相比结果好的治疗都是值得鼓励的[20]。众多研究证实应用细针头制作可自愈的视网膜切开的手术方式可以提高术后视力。一项研究随访 6.5 个月,73%(8/11)的患者视力提高[24]。Olivier 等[25]的研究随访 3 个月,68%(17/25)的患者视力增加了 2 行以上。Sandhu 等[26]随访 6

个月,16 名患者中 83%的患者也提高了 2 行以上。Chang 等[19]的研究随访 3 个月,101 只眼中 82%眼的视力至少提高了 1 行。

小结

许多手术方式致力于治疗湿性 AMD 的并发症。由于并未证实黄斑下 CNV 切除和黄斑转位术可以改善患者视力,同时出现术后并发症的概率很高,所以目前已被抗 VEGF 治疗所替代。短距离放疗由于其Ⅲ期临床结果并不令人满意而被淘汰。但是,AMD 合并的黄斑下出血可能是最需要手术干预的并发症。因为光动力疗法还缺乏可靠的证据,所以医师需根据已发表的不同的病例研究去制订个性化治疗方案。患者的病程、病变位置、病变大小和出血的厚度都是实施出血转位术及抗 VEGF 注射前需要考虑的因素。PPV 联合视网膜下 tPA 和气体顶压是中、大范围及浓厚的后极部出血的患者不错的选择。

(张哲 译　张钊填 张跃红 审校)

参考文献

1. de Juan E Jr, Machemer R. Vitreous surgery for hemorrhagic and fibrous complications of age-related macular degeneration. *Am J Ophthalmol.* 1988;105:25-29.
2. Blinder KJ, Peyman GA, Paris CL, Gremillion CM Jr. Submacular scar excision in age-related macular degeneration. *Int Ophthalmol.* 1991;15:215-222.
3. Lambert HM, Capone A Jr, Aaberg TM, Sternberg P Jr, Mandell BA, Lopez PF. Surgical excision of subfoveal neovascular membranes in age-related macular degeneration. *Am J Ophthalmol.* 1992;113:257-262.
4. Bressler NM, Bressler SB, Childs AL, et al. Surgery for hemorrhagic choroidal neovascular lesions of age-related macular degeneration: ophthalmic findings: SST report no. 13. *Ophthalmology.* 2004;111:1993-2006.
5. Giansanti F, Eandi CM, Virgili G. Submacular surgery for choroidal neovascularisation secondary to age-related macular degeneration. *Cochrane Database Syst Rev.* 2009;2:CD006931.
6. Machemer R, Steinhorst UH. Retinal separation, retinotomy, and macular relocation: I. Experimental studies in the rabbit eye. *Graefes Arch Clin Exp Ophthalmol.* 1993;231:629-634.
7. Machemer R, Steinhorst UH. Retinal separation, retinotomy, and macular relocation: II. A surgical approach for age-related macular degeneration? *Graefes Arch Clin Exp Ophthalmol.* 1993;231:635-641.
8. de Juan E Jr, Loewenstein A, Bressler NM, Alexander J. Translocation of the retina for management of subfoveal choroidal neovascularization II: a preliminary report in humans. *Am J Ophthalmol.* 1998;125:635-646.

9. Eandi CM, Giansanti F, Virgili G. Macular translocation for neovascular age-related macular degeneration. *Cochrane Database Syst Rev.* 2008;4:CD006928.

10. Gelisken F, Voelker M, Schwabe R, et al. Full macular translocation versus photodynamic therapy with verteporfin in the treatment of neovascular age-related macular degeneration: 1-year results of a prospective, controlled, randomised pilot trial (FMT-PDT). *Graefes Arch Clin Exp Ophthalmol.* 2007;245:1085-1095.

11. Evans JR, Sivagnanavel V, Chong V. Radiotherapy for neovascular age-related macular degeneration. *Cochrane Database Syst Rev.* 2010;5:CD004004.

12. Dugel PU, Bebchuk JD, Nau J, et al. Epimacular brachytherapy for neovascular age-related macular degeneration: a randomized, controlled trial (CABERNET). *Ophthalmology.* 2013;120:317-327.

13. Dugel PU, Petrarca R, Bennett M, et al. Macular epiretinal brachytherapy in treated age-related macular degeneration: MERITAGE study: twelve-month safety and efficacy results. *Ophthalmology.* 2012;119:1425-1431.

14. Scupola A, Coscas G, Soubrane G, Balestrazzi E. Natural history of macular subretinal hemorrhage in age-related macular degeneration. *Ophthalmologica.* 1999;213:97-102.

15. Tennant MT, Borrillo JL, Regillo CD. Management of submacular hemorrhage. *Ophthalmol Clin North Am.* 2002;15:445-452.

16. Steel DH, Sandhu SS. Submacular haemorrhages associated with neovascular age-related macular degeneration. *Br J Ophthalmol.* 2011;95:1051-1057.

17. Shultz RW, Bakri SJ. Treatment for submacular hemorrhage associated with neovascular age-related macular degeneration. *Semin Ophthalmol.* 2011;26:361-371.

18. Hassan AS, Johnson MW, Schneiderman TE, et al. Management of submacular hemorrhage with intravitreous tissue plasminogen activator injection and pneumatic displacement. *Ophthalmology.* 1999;106:1900-1906.

19. Chang W, Garg SJ, Maturi R, et al. Management of thick submacular hemorrhage with subretinal tissue plasminogen activator and pneumatic displacement for age-related macular degeneration. *Am J Ophthalmol.* 2014;157:1250-1257.

20. van Zeeburg EJ, van Meurs JC. Literature review of recombinant tissue plasminogen activator used for recent-onset submacular hemorrhage displacement in age-related macular degeneration. *Ophthalmologica.* 2013;229:1-14.

21. Martel JN, Mahmoud TH. Subretinal pneumatic displacement of subretinal hemorrhage. *JAMA Ophthalmol.* 2013;131:1632-1635.

22. Fine HF, Iranmanesh R, Del Priore LV, et al. Surgical outcomes after massive subretinal hemorrhage secondary to age-related macular degeneration. *Retina.* 2010;30:1588-1594.

23. Hesse L, Schmidt J, Kroll P. Management of acute submacular hemorrhage using recombinant tissue plasminogen activator and gas. *Graefes Arch Clin Exp Ophthalmol.* 1999;237:273-277.

24. Haupert CL, McCuen BW II, Jaffe GJ, et al. Pars plana vitrectomy, subretinal injection of tissue plasminogen activator, and fluid-gas exchange for displacement of thick submacular hemorrhage in age-related macular degeneration. *Am J Ophthalmol.* 2001;131:208-215.

25. Olivier S, Chow DR, Packo KH, MacCumber MW, Awh CC. Subretinal recombinant tissue plasminogen activator injection and pneumatic displacement of thick submacular hemorrhage in Age-Related macular degeneration. *Ophthalmology.* 2004;111:1201-1208.

26. Sandhu SS, Manvikar S, Steel DH. Displacement of submacular hemorrhage associated with age-related macular degeneration using vitrectomy and submacular tPA injection followed by intravitreal ranibizumab. *Clin Ophthalmol.* 2010;4:637-642.

第 **10** 章 未来的治疗方法

Roger A. Goldberg, MD, MBA, Jeffrey S. Heier, MD

尽管在过去 10 年，年龄相关性黄斑变性(AMD)的治疗取得了很大进步，但 AMD 仍然是发达国家导致视力障碍的最常见原因[1-3]。考虑到 AMD 引起的巨大疾病负担和目前治疗手段的成功(例如 US 食品药品监督管理局批准的雷珠单抗和阿柏西普，以及标签外药物贝伐单抗)，许多公司和研究团队都在研发新生血管性(湿性)AMD 和非新生血管性(干性)AMD 的新型治疗方法。湿性 AMD 的治疗目标是改善视力以及减少频繁的玻璃体内注射[目前经常使用的是血管内皮生长因子(VEGF)抑制剂玻璃体内注射]。对于地图样萎缩(GA)这种年龄相关性黄斑变性，目前还没有有效的治疗手段，其治疗目标是减缓或阻止疾病进展。AMD 的理想治疗是发现有失明风险的患者，并使他们在晚期 AMD 症状出现前得到治疗。

对于患者和临床医师来说，研究开发新的 AMD 治疗手段是十分重要的。目前科学家们研究了很多不同的疾病通路和给药方式，以发展新一代的湿性和干性 AMD 治疗方法。未来 10 年，眼科专家希望开发出更多的方法以治疗或者预防 AMD 引起的失明。

抗新生血管形成的药物

许多研究以及多年的临床经验证明了 VEGF 抑制剂对湿性 AMD 的疗效。ANCHOR(抗血管内皮生长因子抗体治疗经典型 CNV)[4]和 MARINA(抗血管内皮生长因子抗体雷珠单抗治疗新生血管性 AMD)[5]试验帮助雷珠单抗得到批准应用。CATT(与 AMD 疗法比较)试验显示，贝伐单抗和雷珠单抗在治疗湿性 AMD 方面拥有相同的疗效[6]。这些试验还发现，接受每月一次药物注射的患者与按需接受药物注射的患者(PRN 方案)相比，视力提高更加显

著。这会导致巨大的临床工作量，因为患者需要频繁的随访。近期,VIEW
(VEGF Trap-Eye:治疗湿性 AMD 的效力和安全性研究)试验发现,每隔一个
月注射阿柏西普,与每月 1 次注射雷珠单抗的治疗效果相同,这表明或许可
以减少频繁注射的次数[7]。

　　频繁的抗 VEGF 药物注射引起的负担，使得一些公司致力于开发长效
作用的抗 VEGF 药物。Allergan 公司和 Molecular Partners 公司一直在开发一
种锚重复蛋白(DARPin),它能选择性与 VEGF-A 亚型结合,具有高亲和力。
研究证明,这种蛋白的活性一直会保持到注射后 3 个月[8]。Allergan 公司近期
宣布了 II 期临床试验的结果(在本书的原版书出版时还未发表),该结果无
法保证直接进入III期临床试验,因此 Allergan 公司正打算再进行一次 II 期临
床试验[9]。

　　Neurotech 制药公司拥有一项专利保护的细胞封装技术(ECT),它能作
为容器,存放能产生抗 VEGF 抗体的转基因细胞。ECT 是一种半透膜,可以
使抗 VEGF 抗体扩散出来,并让营养物质进入膜中,从而来滋养包含在其中
的细胞,而不会使细胞分散。ECT 通过睫状体平坦部放置在玻璃体腔内,然
后缝合在眼球壁上。一项小剂量的 I / II 期临床试验显示,ECT 安全性好,且
对部分患者的疗效可以持续到 12 个月[10]。大剂量的 I / II 期临床试验目前正
在计划中。

　　另一种抑制血管生成的途径是阻断信使核糖核酸 (RNA) 翻译成
VEGF 或 VEGF 受体。这项技术——小干扰 RNA(siRNA)——在过去几十
年里引起了医学界的广泛关注。根据该原理,科学家们开发出了一些治疗
AMD 的药物[11]。尽管在第一批药物出现以后,该研究就停滞不前。但是,这仍
然是一种阻止晚期 AMD 发展的可能有效的方法。

　　血小板源生长因子(PDGF)是另一种潜在的作用靶点,因为 PDGF 对脉
络膜新生血管(CNV)膜上血管周细胞的支持发挥着重要作用。抗 VEGF 药物
能降低血管通透性并抑制 CNV 活性,加入抗 PDGF 药物也会抑制 CNV 复合
体。Ophthotech 公司正在开发 E10030(Fovista),这是一种抗 PDGF 适体,与
雷珠单抗联用治疗湿性 AMD。一项纳入 449 名患者的 II 期临床试验显示,
E10030(1.5mg)和雷珠单抗联用治疗组的患者在治疗 24 周后能识别 ETDRS
对数视力表的 10.6 个视力标型，雷珠单抗单药治疗组的患者仅能识别 6.5

个视力标型[12]。该研究与其他湿性 AMD 研究的差异在于,该研究纳入的是视力为 20/63 或更差的患者(大多数试验纳入的是视力为 20/40 或更差的患者,甚至一些 20/25 或更差的患者),其中有一些经典型 CNV 的患者(MARINA 和 ANCHOR 之后的大多数试验没有区分 CNV 的类型)。抗 PDGF 药物联用抗 VEGF 药物是首选的治疗方案,其治疗效果优于抗 VEGF 单药治疗。2013 年 8 月,Ophthotech 公司开启了一项Ⅲ期临床试验,目的是评估 E10030 治疗湿性 AMD 的效果。

角鲨胺能抑制多种与新生血管形成有关的生长因子,包括 VEGF、PDGF 和碱性成纤维细胞生长因子。OHR 制药公司正在开发一种外用滴眼药剂型的角鲨胺,目前正在招募Ⅱ期临床试验的患者,以评估每日两次运用角鲨胺滴眼液是否能减少或消除玻璃体内注射抗 VEGF 药物的需要。之前评估角鲨胺静脉途径给药治疗 CNV 的研究显示其治疗效果良好,但是其发展目前处于暂停状态,因为这种方式需要每周输液,且静脉给药引起的全身副反应引起了科学家们的担心[13,14]。

另一种正在研究的用于治疗湿性 AMD 的新的途径是抑制生物活性脂类。生物活性脂类不仅在新生血管形成中发挥重要作用,同时对炎症和成纤维细胞增殖来说也十分重要,而这些都是 AMD 中新生血管形成过程中的重要变化过程。Lpath 公司目前正在开展一项关于 iSONEP〔一种抗鞘氨醇-1-磷酸盐(S1P)抗体〕的Ⅱ期临床试验。S1P 与 VEGF、成纤维细胞生长因子、PDGF、白介素-6、白介素-8 以及其他与湿性 AMD 发病机制有关的生长因子的产生和活化相关[15]。因此,抑制 S1P 有可能是湿性 AMD 的有效治疗方法。

补体抑制剂

2005 年,一篇标志性的文章指出,补体因子 H 多态性和 AMD 遗传易感性之间存在关联[16]。从那以后,许多研究开始关注于破坏补体激活,希望能抑制或减缓早期或中期 AMD 发展为晚期干性 AMD(GA)或湿性 AMD。

Yehoshua 等[17] 研究了依库丽单抗对脉络膜玻璃膜疣和 GA 患者的治疗效果。依库丽单抗是一种单克隆抗体,能抑制补体因子 C5 的激活,补体因子 C5 启动了补体激活的共同通路。该研究(COMPLETE 试验)发现大剂量、标准剂量和安慰剂组的患者,6 个月后在脉络膜玻璃膜疣、GA 进展和视力方面没有差异[17]。有趣的是,该研究没有发现接受依库丽单抗治疗的患者会进展为湿性 AMD,表明抑制补体的手段可能对湿性 AMD 有治疗效果[18]。按照该原理,Ophthotech 公司正在开发 ARC-1905,这是一种能抑制补体因子 C5 激活的适体。

Lampalizumab 是一种人源化抗体片段,能抑制补体因子 D。补体因子 D 是补体激活旁路途径的重要组成因子,其与 AMD 的发展有关[19]。MAHALO [Lampalizumab(抗补体因子 D)治疗地图样萎缩 AMD]试验是一项多中心、随机对照的 II 期临床试验,目的是评估 lampalizumab 治疗 GA 的安全性和效果[20]。这项为期 18 个月的试验显示,每月一次玻璃体内注射 lampalizumab 的患者的 GA 进展率降低 20.4%。探索性指标阳性的患者 GA 进展率下降了 44%[20]。MAHALO 试验首次证明了抑制补体作用能抑制 GA 进展,它激励了更多的关于抗补体疗法治疗 AMD 的相关研究。

然而,除了疗效本身以外,还有许多问题亟待回答。补体抑制剂局部运用有效吗,是否需要全身运用? 它们对干性 AMD 是否有效,是否需要在疾病早期使用? 最后,当补体抑制剂使用的浓度能够抑制 AMD 进展时,它们是否也会对补体的其他作用产生负面影响,例如预防感染的作用?

视觉循环调节剂

光子转化成电信号的复杂过程发生在感光的视杆细胞和视锥细胞内。在该过程中,11-顺-视黄醛转化成全反式视黄醛,接着全反式视黄醛会减少,又在视网膜色素上皮细胞(RPE)内转变回 11-顺-视黄醛。该过程也会产生毒副产物(包括 A2E)。这些毒副产物的积聚与 AMD 有关,因为 A2E 能够形成自由基,损伤 RPE 细胞膜,抑制 RPE 溶酶体,并激活补体级联反应[21]。研究发现,A2E 是脉络膜玻璃膜疣中的主要成分。机体清除这些毒副产物的能力伴随着年龄增长而下降。一种治疗 AMD 的方法是减缓视觉循环,从而减慢这些毒副产物的积聚。

维甲酰酚胺是首个被研究的用于治疗 GA 的视觉循环调节剂。维甲酰酚胺能和血清维生素结合蛋白(RBP)结合,并抑制全反式视黄醛转运进入视网膜,间接减慢 11-顺-视黄醛的形成以及毒副产物的生成和积累。一项多中心、随机、双盲、安慰剂对照试验评估了每日分别口服 100mg 和 300mg 维甲酰酚胺的疗效,18 个月后该试验没有发现两组在 GA 病变增长率方面有显著差异[22]。尽管该药物耐受良好,没有发生严重的不良事件,但是 100mg 和 300mg 维甲酰酚胺组的退出率分别是 17.5% 和 20%,而安慰剂组的退出率只有 6.1%。抑制视觉循环会使许多患者暗适应延迟。这些副作用在停药后会消失[22]。

Emixustat 盐酸盐是一种视网膜特异性的视觉循环调节剂, 能抑制 RPE65。RPE65 是视杆细胞感受器系统中全反式视黄醛转化为 11-顺-视黄醛过程的限速酶。目前, 科学家们正在研究 Emixustat 盐酸盐治疗 GA 的功效。而且因为 Emixustat 盐酸盐能直接作用于 RPE65,所以科学家们认为它不会对视锥细胞感受器系统造成影响。对于健康人和 GA 患者的早期研究显示,Emixustat 盐酸盐拥有剂量依赖地抑制 ERG 的作用, 这有可能是这种药物的作用方式[23]。一项 Ⅱb 期临床试验正在招募患者。Acucela 公司正在开发该药物。

细胞移植

因为在 AMD 疾病中,光感受器和 RPE 都受到损伤,所以替换或滋养这些细胞或许可以成为潜在的治疗手段。干细胞的运用——不管是胚胎干细胞还是成体干细胞——在科学界和大众媒体中引发了重大关注。眼球很早就成为研究的焦点,因为其免疫特殊性及易于研究和评估的特点。目前再生干细胞和营养干细胞都正在被研究用于晚期 AMD 的治疗。再生干细胞能够分化为特定的细胞类型(例如 RPE 细胞),并迁移到靶组织,以替换减少的细胞或受损的细胞。营养干细胞,虽然没有替换细胞的作用,但是它能以旁分泌的形式分泌细胞因子和生长因子,以滋养受损的细胞。

Advanced Cell Technology 公司正在开展人胚胎干细胞疗法的 Ⅰ/Ⅱ 期多中心临床试验,这种胚胎干细胞可以最终分化成 RPE 细胞。这种再生干细胞以视网膜下注射的形式被运用。最初研究没有显示有不良事件出现,并对其临床疗效持乐观态度[24]。

StemCells 公司开展的研究同 Advanced Cell Technology 公司类似, 即视网膜下注射纯化的人神经干细胞(HuCNS-SC)以营养光感受器,从而减缓或阻止萎缩性 AMD 的进展。该公司目前正在为 Ⅰ/Ⅱ 期临床试验招募患者,该试验的目的是通过剂量递增试验评估这些细胞治疗晚期干性 AMD 的安全性。这些细胞在光感受器减少的大鼠模型中的临床前研究发现，接受HuCNS-SC细胞移植的大鼠的光感受器退化明显少于对照组大鼠，且在研究期间能维持视力不下降[25]。

不仅干细胞是否对AMD治疗有效还有待确定，并且选择正确的干细胞递送方式是另一个未解的问题。Advanced Cell Technology公司和StemCells公司都是通过玻璃体切割术和经视网膜途径将干细胞递送到视网膜下腔。形成对比的是，Janssen Biotech公司是通过经脉络膜途径，将来源于人脐带组织的干细胞递送到视网膜下腔[26]。通过切开巩膜和脉络膜插入一个微导管，接着制造一个视网膜下气泡，并穿入套管，然后穿过黄斑。Janssen Biotech公司的人脐带组织来源的干细胞能通过营养的方式，改变微环境并阻止（或减缓）光感受器的减少。

Neurotech制药公司开发了能够隐匿神经营养因子（CNTF）的基因修饰的RPE细胞，CNTF是一种生长因子，能滋养神经细胞（包括光感受器）。他们将这种分泌CNTF的细胞装入ECT中。一项评估这种植入物治疗干性AMD引起GA的患者的早期临床试验显示，没有严重的不良事件发生，但是还需要持续开展试验去充分阐明其临床疗效[27]。

基因疗法

另一种正在被研究的AMD的新型疗法是基因疗法，将特定的基因转入到染病的宿主细胞中，来弥补缺失或缺陷基因，或者是转染健康宿主细胞，让该细胞产生有治疗作用的分子，作用于其他染病的细胞。基因可以通过病毒载体传递，病毒载体能转染宿主细胞并传递遗传物质。和干细胞疗法一样，眼球是一种测试基因疗法的合适的器官，因为其免疫特殊性和评估的方便性。基因疗法提供了一种长期或永久的治疗方法，一次基因治疗理论上可以使疗效持续终身。

对于湿性AMD，大多数正在研究的基因疗法以VEGF或VEGF受体为靶点，因为作用于该通路的药物已被证明对湿性AMD治疗有效。Genzyme公司正在开展一项基因疗法的Ⅰ/Ⅱ期临床试验，运用腺相关病毒2（AAV2）载体，传递生成VEGF受体-1（sFlt-1）胞外结构域的基因，这是一种VEGF抑制剂。Avalanche Biotechnologies公司也在开发一种基于sFlt的基因疗法，他们运用 AAV 载体传递这种基因。Genzyme 公司开发的基因是通过玻璃体内注射途径递送的, 而 Avalanche 公司开发的基因是通过玻璃体切割和视网膜下注射递送的。

对于干性 AMD, 基因疗法还没有被深入研究。该领域的临床前研究还在进行中。Hemera Biosciences 公司正在开发一种基于补体抑制剂的基因疗法, 而 RetroSense Therapeutics 公司利用了一种光敏感性基因——2 型离子通道视紫质——在视网膜细胞中生成新的光感受器。动物研究显示这种治疗方法的耐受良好, 且能使自然发生失明或因光感受器减少而引起失明的小鼠和灵长类动物的光感和视力得到恢复[28,29]。

小结

过去 10 年里, 湿性 AMD 治疗方面的进步是卓越的。我们能够治疗这种曾经毁灭性的疾病, 使大多数患者的病情稳定, 并使约 1/3 的患者的视力得到明显恢复, 这彻底改变了湿性 AMD 患者的预后。湿性 AMD 的新的治疗手段有望继续改善患者预后, 并减少频繁治疗的需要。相反的是, 对于更常见的干性 AMD 疾病的治疗, 目前只取得了很小的进步。但是, 研究还会继续, 且相关的临床试验正在进行或在设计中。我们希望, 未来 10 年在湿性和干性 AMD 的治疗方面, 都能像过去 10 年在湿性 AMD 的治疗方面一样, 取得巨大的进步。

(张钊填 译　张哲 叶向彧 审校)

参考文献

1. Muñoz B, West SK, Rubin GS, et al. Causes of blindness and visual impairment in a population of older Americans: the Salisbury Eye Evaluation Study. *Arch Ophthalmol.* 2000;118(6):819-825.
2. Klaver CC, Wolfs RC, Vingerling JR, et al. Age-specific prevalence and causes of blindness and visual impairment in an older population: the Rotterdam Study. *Arch Ophthalmol.* 1998;116(5):653-658.
3. Friedman DS, O'Colmain BJ, Muñoz B, et al. Prevalence of age-related macular degeneration in the United States. *Arch Ophthalmol.* 2004;122:564-572.
4. Brown DM, Kaiser PK, Michels M, et al. Ranibizumab versus verteporfin for neovascular age-related macular degeneration. *N Engl J Med.* 2006;355:1432-1444.
5. Rosenfeld PJ, Brown DM, Heier JS, et al. Ranibizumab for neovascular age-related macular degen-

eration. *N Engl J Med.* 2006;355:1419-1431.

6. CATT Research Group, Martin DF, Maguire MG, et al. Ranibizumab and bevacizumab for neovascular age-related macular degeneration. *N Engl J Med.* 2011;364(20):1897-1908.

7. Heier JS, Brown DM, Chong V, et al. Intravitreal aflibercept (VEGF trap-eye) in wet age-related macular degeneration. *Ophthalmology.* 2012;119(12):2537-2548.

8. Campochiaro PA, Channa R, Berger BB, et al. Treatment of diabetic macular edema with a designed ankyrin repeat protein that binds vascular endothelial growth factor: a phase I/II study. *Am J Ophthalmol.* 2013;155:697-704.

9. Cortez MF. Allergan shares fall after CEO says two studies delayed. Bloomberg.com. http://www.bloomberg.com/news/2013-05-01/allergan-shares-fall-after-ceo-says-drug-trial-will-be-delayed.html. Accessed September 6, 2013.

10. NT-503 VEGF-antagonist. Neurotech website. http://www.neurotechusa.com/VEGF-Antagonist.html. Accessed September 6, 2013.

11. Tolentino M. Interference RNA technology in the treatment of CNV. *Ophthalmol Clin North Am.* 2006;19:393-399.

12. Ophthotech's novel Anti-PDGF combination agent fovista demonstrated superior efficacy over lucentis monotherapy in large controlled wet AMD trial [press release]. New York, NY: Ophthotech Corporation; June 13, 2012.

13. Kaiser PK. Review Verteporfin photodynamic therapy and anti-angiogenic drugs: potential for combination therapy in exudative age-related macular degeneration. *Curr Med Res Opin.* 2007;23:477-487.

14. Connolly B, Desai A, Garcia CA, et al. Squalamine lactate for exudative age-related macular degeneration. *Ophthalmol Clin North Am.* 2006;19:381-391.

15. Sabbadini RA. Review targeting sphingosine-1-phosphate for cancer therapy. *Br J Cancer.* 2006; 95(9):1131-1135.

16. Edwards AO, Ritter R III, Abel KJ , et al. Complement factor H polymorphism and age-related macular degeneration. *Science.* 2005;308(5720):421-424.

17. Yehoshua Z, de Amorim Garcia Filho CA, Nunes RP, et al. Systemic complement inhibition with eculizumab for geographic atrophy in age-related macular degeneration: the COMPLETE study. *Ophthalmology.* 2014;121(3):693-701.

18. Duker JS. The COMPLETE trial for dry AMD: a look at the first phase II trial of systemic complement inhibition for dry age-related macular degeneration. *Review of Ophthalmology.* 2013;13(36). http://www.revophth.com/content/d/retina/c/36413/. Accessed September 11, 2013.

19. Loyet KM, Deforge LE, Katschke KJ Jr, et al. Activation of the alternative complement pathway in vitreous is controlled by genetics in age-related macular degeneration. *Invest Ophthalmol Vis Sci.* 2012;53(10):6628-6637.

20. Roche's lampalizumab phase II data shows benefit in patients with the advanced form of dry age-related macular degeneration. Roche website. http://www.roche.com/investors/ir_update/inv-update-2013-08-27.htm. Accessed September 6, 2013.

21. Mata NL, Kubota R, Dugal PU. Visual cycle modulation: a novel therapeutic approach for treatment of GA in dry AMD. *Retinal Physician.* 2013;10(May 1):20-23. http://www.retinalphysician.com/articleviewer.aspx?articleID=108371. Accessed September 6, 2013.

22. Mata NL, Lichter JB, Vogel R, et al. Investigation of oral fenretinide for treatment of geographic atrophy in age-related macular degeneration. *Retina.* 2013;33(3):498-507.

23. Kubota R1, Boman NL, David R, et al. Safety and effect on rod function of ACU-4429, a novel small-molecule visual cycle modulator. *Retina.* 2012;32(1):183-188.

24. Schwartz SD, Hubschman JP, Heilwell G, et al. Embryonic stem cell trials for macular degenera-

tion: a preliminary report. *Lancet*. 2012;379:713-720.

25. McGill TJ, Cottam B, Lu B, et al. Transplantation of human central nervous system stem cells—neuroprotection in retinal degeneration. *Eur J Neurosci*. 2012;35:468-477.

26. Ho AC. Human adult umbilical stem cells potential treatment for atrophic AMD: a phase 1 clinical trial is assessing safety. *Retina Today*. 2011;October:59-61.

27. Jaffe GJ, Tao W. A phase 2 study of encapsulated CNTF-secreting cell implant (NT-501) in patients with geographic atrophy associated with dry AMD—18-month results. Paper presented at: American Society of Retina Specialists 28th Annual Meeting; August 28-September 1, 2010; Vancouver, Canada.

28. Ivanova E, Hwang GS, Pan ZH, Troilo D. Evaluation of AAV-mediated expression of Chop2-GFP in the marmoset retina. Paper presented at: Association for Research in Vision and Ophthalmology (ARVO) Annual Meeting; May 2010; Orlando, FL.

29. Bi A, Cui J, Ma YP, et al. Ectopic expression of a microbial-type rhodopsin restores visual responses in mice with photoreceptor degeneration. *Neuron*. 2006;50(1):23-33.

缩略词

AMD	年龄相关性黄斑变性	hypoAF	低自发荧光
AREDS	年龄相关性眼病研究	ICGA	吲哚菁绿血管造影
BCVA	最佳矫正视力	IOP	眼内压
BLamD	基底层沉着	MacTel	黄斑毛细血管扩张
BLinD	基底线沉着	MPS	黄斑光凝试验
CNV	脉络膜新生血管	OCT	光学相干断层扫描
CSC	中央性浆液性脉络膜视网膜病变	PCV	脉络膜息肉样血管病变
		PPV	经平坦部玻璃体切割
ECM	细胞外基质	PRN	必要时
EOG	眼电图	RAP	视网膜血管瘤样增殖
ERG	视网膜电图	RPE	视网膜色素上皮
FA	荧光素眼底血管造影	RPED	视网膜色素上皮脱离
FAF	眼底自发荧光	TAP	光动力治疗 AMD
FAZ	中心凹无血管区	tPA	组织纤溶酶原激活剂
GA	地图样萎缩	VEGF	血管内皮生长因子
hyperAF	高自发荧光	VIP	维替泊芬光动力治疗

(罗中伶 译　李婧婧 张钊填 审校)

167